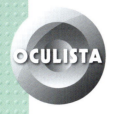
編集企画にあたって…

　子どもの眼疾患は，視機能の発達に重大な影響を及ぼすものが多く，早期発見と適切な治療が重要である．適切な治療として観血的な治療（手術）を行う場合が多い．
　同じ眼の手術ではあるが，子どもの眼の手術は大人の眼の手術とは大きく異なり，全く別の手術と考えるべきである．多くは全身麻酔での手術が必要で，全身合併症を伴う症例も多いため，術前後の全身管理が必要であり，手術を行える施設が限られる．そのため，大人の眼の手術に熟達した術者であっても，子どもの眼の手術の経験が乏しいことが多い．
　子どもの眼は小さくて柔らかく，先天異常などでは解剖学的に大きく異なる場合があるなど，バリエーションが多く，大人の手術の延長で，子どもの手術ができるわけではない．
　また，子どもは手術をした後の人生が長く，手術がその子の人生を大きく左右するため，手術に対する責任感の大きさに躊躇し，子どもの手術を敬遠される術者も多く，子どもの眼の手術を専門として行う医師は少ない．
　しかしながら，小児眼疾患も角膜，緑内障，網膜など大人と同じように様々な疾患に分かれているため，小児眼科専門医がすべての眼疾患に習熟して手術をすることは不可能であり，各疾患の大人の手術のエキスパートがそれぞれの習熟した手術手技を駆使して子どもの手術を行うことで，より多くの子どもの眼が救われると考える．
　本書は，子どもの眼の手術の入門書として，眼瞼，涙道から網膜，眼腫瘍まで，様々な専門分野で子どもの眼の手術を実際に行われている著名な先生方に，術前計画・麻酔・手技・術後ケアについて，ご自身の経験に基づいて執筆していただいた．また，子どもの全身麻酔についても，子どもの手術に携わる眼科医は当然知っておくべきであるため項目を設けている．それぞれの疾患の子どもの眼の手術の基本となる重要なポイントについて余すところなく記載されており，これから小児眼科を始めようとする医師だけでなく，小児眼科を専門とされていない一般眼科医，研修医，コメディカルのスタッフにとってもわかりやすく，本書により実際の小児眼科手術の流れを知ることができるような内容になっている．
　多くの眼科医が本書を手に取り，新たな知見を得て，それぞれの専門分野を活かして子どもの眼の手術を行い，子どもの眼だけでなく未来を救っていただければ幸いである．

2024 年 9 月

森本　壮

KEY WORDS INDEX

和 文

か
下眼瞼睫毛内反症・47
覚醒時興奮・1
角膜混濁・22
眼圧測定・31
眼球摘出術・63
眼内レンズ・15
強膜輪状締結・39
隅角手術・31
血管内皮増殖因子・69
後転術・8
後天性涙道閉塞・57
喉頭痙攣・1
コンタクトレンズ・15

さ
霰粒腫・47
弱視・22
斜視手術・8
術後悪心嘔吐・1
症候群・1
硝子体手術・39
硝子体内注射・69
小児・39
小児眼瞼手術・47
小児白内障・15
小児麻酔・1
小児緑内障・31
水晶体切除・39
前転術・8
先天性眼瞼下垂症・47
先天鼻涙管閉塞・57

た, は
チューブシャント術・31
鎮静・31
白色瞳孔・63
表層角膜移植・22
複視・8

ま
麻酔・8

未熟児網膜症・39, 69
網膜芽細胞腫・63
網膜剝離・39
網膜光凝固術・63, 69
網膜冷凍凝固術・63

ら
緑内障・15
輪部デルモイド・22
涙道内視鏡・57
涙道プロービング・57
涙嚢鼻腔吻合術・57

欧 文

A
amblyopia・22
anesthesia・8
angle surgery・31
anterior lamellar keratoplasty
・22

C
chalazion・47
child・39
children glaucoma・31
CNLDO・57
congenital nasolacrimal duct obstruction・57
congenital ptosis・47
contact lens・15
corneal opacity・22

D, E
dacryocystorhinostomy・57
dacryoendoscope・57
DCR・57
diplopia・8
emergence delirium・1
enucleation・63
epiblepharon・47
EUA・31
examination under anesthesia
・31

G, I, L
glaucoma・15
intraocular lens・15
intraocular pressure measurement・31
intravitreal injection・69
laryngospasm・1
lensectomy・39
leukocoria・63
limbal dermoid・22

P
PANDO・57
pediatric anesthesia・1
pediatric cataract・15
pediatric eyelid surgery・47
PONV・1
postoperative nausea and vomiting・1
primary acquired nasolacrimal duct obstruction・57
probing・57

R
recession・8
resection・8
retinal cryopexy・63
retinal detachment・39
retinal photocoagulation
・63, 69
retinoblastoma・63
retinopathy of prematurity
・39, 69

S, T, V
scleral encircling・39
sedation・31
strabismus surgery・8
syndrome・1
tube-shunt surgery・31
vascular endothelial growth factor・69
vitreous surgery・39

WRITERS FILE
(50音順)

大野 智子 (おおの ともこ)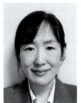
- 2002年 富山医科薬科大学(現,富山大学)卒業
- 2004年 横浜市立大学眼科入局後,関連病院勤務
- 2013年 神奈川県立こども医療センター眼科
- 2016年 横浜市立大学附属病院眼科,助教
- 2021年 神奈川県立こども医療センター眼科

黒坂大次郎 (くろさか だいじろう)
- 1987年 慶應義塾大学眼科入局
- 1992年 同大学,助手
- 1997年 同,専任講師(医学部眼科学)
- 2005年 岩手医科大学眼科学,教授

松下 賢治 (まつした けんじ)
- 1994年 大阪大学卒業 大阪大学眼科入局
- 1995年 松山赤十字病院眼科,医員
- 2002年 大阪大学大学院医学系研究科博士課程修了 大阪大学医学部附属病院,医員
- 2004年 ミシガン大学ケロッグアイセンター,リサーチフェロー
- 2007年 大阪大学大学院医学系研究科,助教(学内講師)
- 2013年 同,講師
- 2016年 同大学医学部附属病院,病院教授
- 2021年 同大学大学院医学系研究科,准教授

家室 怜 (かむろ れい)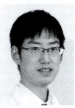
- 2013年 鳥取大学卒業
- 2015年 大阪大学眼科入局
- 2016年 市立東大阪医療センター眼科
- 2019年 大阪大学大学院医学系研究科博士課程入学

近藤 寛之 (こんどう ひろゆき)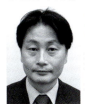
- 1988年 千葉大学卒業 虎の門病院眼科,レジデント
- 1992年 福岡大学眼科
- 1995年 米国マイアミ大学留学
- 1999年 九州大学遺伝情報実験施設
- 2003年 福岡大学眼科,講師
- 2010年 産業医科大学眼科,准教授
- 2013年 同,教授

森本 壮 (もりもと たけし)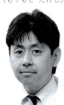
- 1997年 大阪大学卒業 同大学眼科学教室入局
- 2001年 同大学大学院医学系研究科未来医療開発専攻,博士課程
- 2003年 日本学術振興会,特別研究員(DC2)
- 2005年 医学博士(大阪大学)
- 2008年 大阪大学大学院医学系研究科眼科学,医員
- 2009年 同大学大学院医学系研究科寄附講座視覚情報制御学,助教
- 2010年 同大学大学院医学系研究科感覚機能形成学,講師
- 2012年 同,准教授
- 2019年 同大学大学院医学系研究科視覚機能形成学,寄附講座准教授

北口 善之 (きたぐち よしゆき)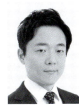
- 2002年 大阪大学卒業 同大学眼科入局
- 2009年 同大学大学院修了 住友眼科
- 2015~17年 愛知医科大学病院眼形成・眼窩・涙道外科,助教
- 2017年 大阪大学眼科,助教

野々部典枝 (ののべ のりえ)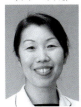
- 2004年 岐阜大学卒業
- 2006年 名古屋大学眼科入局 同大学大学院医学系研究科入学(眼科学専攻)
- 2010年 同大学大学院修了 一宮市立市民病院眼科
- 2013年 名古屋大学医学部附属病院眼科,病院助教
- 2015年 同病院総合周産期母子医療センター,病院助教
- 2024年 医療法人惇成会いとう眼科,院長 名古屋大学大学院医学系研究科,客員研究員

山本由美子 (やまもと ゆみこ)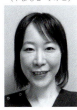
- 2015年 奈良県立医科大学卒業 市立東大阪医療センター,初期研修医
- 2017年 奈良県立医科大学麻酔科学教室入局
- 2018年 市立東大阪医療センター麻酔科
- 2019年 ベルランド総合病院麻酔科
- 2021年 大阪母子医療センター麻酔科
- 2024年 奈良県立医科大学麻酔科

彦谷 明子 (ひこや あきこ)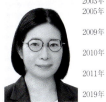
- 2001年 浜松医科大学卒業 同大学眼科入局
- 2003年 掛川市立総合病院眼科
- 2005年 浜松医科大学眼科,医員
- 2009年 同大学大学院博士課程修了
- 2010年 米国インディアナ大学留学
- 2011年 浜松医科大学眼科,講師
- 2019年 同大学医学部附属病院眼科,病院准教授

吉田 朋世 (よしだ ともよ)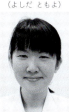
- 2012年 鹿児島大学卒業 川口市立医療センター,初期研修医
- 2014年 国立成育医療研究センター眼科,レジデント
- 2016年 同,医員

徹底的に基本を学ぶ！子どもの眼の手術入門
―術前計画・麻酔・手技・術後ケア―

編集企画／大阪大学寄附講座准教授　森本　壮

子どもの全身麻酔についての注意点
―麻酔科医の立場から小児の眼科手術での麻酔について―……山本由美子　　1

小児眼科手術症例では，症候群を合併している場合があり十分な術前評価が必要である．また，術後覚醒時興奮や悪心嘔吐が起こりやすく，予防策が重要である．新生児，乳児早期の手術では，臓器の未熟性を考慮した周術期管理が求められる．

小児斜視手術の術前計画・麻酔・手技・術後ケア………………彦谷　明子　　8

小児斜視手術の計画に必要な検査，麻酔に際して留意すべきことや麻酔法，前転術と後転術の手術手技，術後ケアについて解説した．

小児白内障手術の術前計画・麻酔・手技・術後ケア……………黒坂大次郎ほか　15

視機能獲得には適切な手術とそれ以上に術後の屈折矯正などの管理が大切である．緑内障などの合併症などでは長期経過観察が必要である．

小児角結膜手術の術前計画・麻酔・手技・術後ケア……………家室　　怜ほか　22

小児角結膜手術適応症例の多くは輪部デルモイドであり，弱視と整容面の両方に対応する必要がある．このほか，沈着性角膜混濁に対する角膜掻爬についても解説する．

小児緑内障手術の術前計画・麻酔・手技・術後ケア……………松下　賢治　　31

小児緑内障は稀な疾患で発見が遅れると，極めて予後不良である．初期管理の成功例は予後良好であり，余命を考えると早期発見・早期治療が重要である．

Monthly Book OCULISTA

編集主幹/村上 晶　高橋 浩　堀 裕一

CONTENTS

No.139 / 2024.10 ◆目次

小児硝子体手術の術前計画・麻酔・手技・術後ケア………………近藤　寛之		39

　小児の硝子体手術症例では診断と適応の決定にはじまり，術式の選択，さらには術後管理とフォローアップを含めた包括的なマネジメントが必要となる．

小児眼瞼手術の術前計画・麻酔・手技・術後ケア………………北口　善之　　47

　弱視予防に重点をおいた小児眼瞼手術のタイミングと術式の選択，および術後の屈折管理について解説する．また全身麻酔下での手術の実際と，創傷管理の要点についても説明する．

小児涙道手術の術前計画・麻酔・手技・術後ケア………………大野　智子ほか　57

　小児涙道疾患の多くは先天鼻涙管閉塞で，手術の第一選択はプロービングだが，プロービング対象外の疾患に涙点閉塞，涙点・涙小管欠損，骨性閉塞などがあり，診断に注意する．

小児眼腫瘍手術の術前計画・麻酔・手技・術後ケア……………吉田　朋世ほか　63

　網膜芽細胞腫は進行の程度によって生命の予後にかかわる重要な疾患である．病期分類に応じて速やかに適切な治療方針を決定する必要がある．

未熟児網膜症治療の術前計画・麻酔・手技・術後ケア…………野々部典枝　　69

　未熟児網膜症に対する網膜光凝固術および硝子体内注射の周術期管理と経過観察方法を理解し，患児が長期的に良好な視機能を維持できるようにする．

- Key words index……………………………前付2
- Writers File………………………………前付3
- FAX 専用注文書……………………………79
- バックナンバー 一覧………………………81
- MB OCULISTA 次号予告……………………82

「OCULISTA」とはイタリア語で眼科医を意味します．

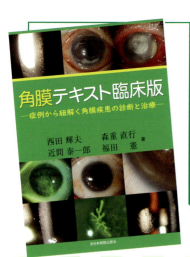

角膜テキスト 臨床版

新刊

詳しい内容はこちら

―症例から紐解く角膜疾患の診断と治療―

西田輝夫・森重直行・近間泰一郎・福田 憲 著

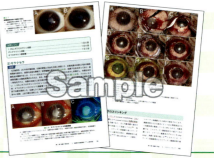

「**西田輝夫の臨床角膜学**」がこの一冊に！
角膜専門医のスペシャリスト達が最新知見を元に、
多数の図写真でわかりやすく丁寧に解説！毎日遭遇する
患者さんの診療で何が起こっていると考えるか、どうやっ
て診断するか、そしてどのように治療していくか、その
思考プロセス、ストラテジーの構築ができる一書です。

2024年9月発行　B5判　216頁　定価11,000円（本体10,000円＋税）

CONTENTS

第 1 章　角膜に白い部分がある
1. 浸潤
   1) カタル性角膜浸潤
   2) 角膜フリクテン
   3) コンタクトレンズ起因性角膜炎
   4) 角膜感染症
2. 沈着
   1) 角膜ジストロフィ
   2) 帯状角膜変性
   3) 角膜アミロイドーシス
   4) 脂肪沈着
   5) 角膜染血症
   6) Salzmann結節変性
3. 瘢痕
   1) 角膜感染症治癒後の瘢痕
   2) 外傷後の瘢痕
   3) 角膜上皮欠損後の瘢痕
4. 浮腫
   1) 水疱性角膜症
      コラム　スペキュラマイクロスコピー
      コラム　角膜内皮細胞の自然経過
      コラム　水疱性角膜症は進行性疾患である
   2) 上皮浮腫

第 2 章　角膜の感染症
1. 細菌性角膜潰瘍（グラム陽性菌）
   1) ブドウ球菌
   2) 肺炎球菌
   3) コリネバクテリウム
   4) アクネ菌
2. 細菌性角膜潰瘍（グラム陰性菌）
   1) 緑膿菌
   2) モラクセラ
   3) セラチア
   4) 淋菌
3. 角膜真菌症
   1) 酵母菌
   2) 糸状菌
4. アカントアメーバ角膜炎
5. ウイルス性角膜炎
   1) 単純ヘルペスウイルス 1 型
   2) 水痘帯状疱疹ウイルス
   3) サイトメガロウイルス
      コラム　角膜塗抹検鏡検査の重要性

第 3 章　角膜がフルオレセイン染色で染まる
1. 点状表層角膜症（SPK）
   1) ドライアイに関連する SPK
      コラム　シルマー試験
   2) 電気性眼炎
   3) Thygeson 点状表層角膜炎
   4) 上輪部角結膜炎
   5) 中毒性角膜症（点眼薬，内服薬）
   6) 兎眼性角膜炎
   7) アレルギー性結膜疾患に伴う角膜上皮障害
2. 角膜びらん
   1) 単純びらん
   2) 再発性角膜上皮びらん
3. 遷延性角膜上皮欠損
   1) 神経麻痺性角膜症
   2) 糖尿病角膜症
4. 糸状角膜炎
5. 角膜上皮皺形成

第 4 章　両眼とも同じような濁りがある
1. 角膜ジストロフィ
   1) 顆粒状角膜ジストロフィ
      ①顆粒状角膜ジストロフィⅠ型
      ②顆粒状角膜ジストロフィⅡ型
   2) 格子状角膜ジストロフィ
      ①格子状角膜ジストロフィⅠ型
      ②格子状角膜ジストロフィ変異型
   3) 斑状角膜ジストロフィ
   4) 膠様滴状角膜ジストロフィ
   5) Bowman 層ジストロフィ
   6) その他の実質ジストロフィ
      ①Central cloudy dystrophy of François
      ②Pre-Descemet corneal dystrophy
   7) 角膜内皮ジストロフィ
2. 角膜が濁る代謝性疾患
3. 角膜が濁る全身疾患
   1) Stevens-Johnson 症候群
   2) 移植片対宿主病（graft versus host disease, GVHD）
   3) 眼類天疱瘡

第 5 章　角膜が変形している
1. 円錐角膜
2. Pellucid 辺縁角膜変性
3. 球状角膜

4. 後部円錐角膜

第 6 章　角膜の周辺部に病変がある
1. Mooren 潰瘍
2. Terrien 辺縁角膜変性
3. 全身疾患に関連する角膜潰瘍
4. Dellen

第 7 章　角膜内皮に何かある
1. Fuchs 角膜内皮ジストロフィ
2. 後部多形性角膜ジストロフィ
3. Pre-Descemet corneal dystrophy

第 8 章　角膜の外傷
1. 角膜異物
2. 化学熱傷
3. 角膜熱傷

第 9 章　角膜の手術
1. 全層角膜移植
   コラム　角膜移植と白内障手術
   コラム　角膜移植後の屈折矯正
2. 表層角膜移植
   コラム　深層角膜移植と Dua 層（Dua's layer）
3. 角膜内皮移植
   コラム　角膜内皮移植の再移植
4. 角膜輪部移植・培養上皮移植
5. クロスリンキング
6. 治療的レーザー角膜切除術

第 10 章　小児の角膜に何かある
1. 輪部デルモイド
2. Peters 異常
   コラム　赤外光を用いた角膜実質浮腫眼の観察
3. 強膜化角膜

第 11 章　角膜所見

第 12 章　角膜の治療法
1. 角膜上皮を保護する方法
2. 角膜穿孔の管理
3. 自家調整の点眼薬

第 13 章　角膜に関するいろいろなこと
1. オキュラーサーフェスという考え方
2. 角膜実質のコラーゲン構造の特徴
3. デスメ膜皺襞のできるメカニズム

全日本病院出版会

〒113-0033　東京都文京区本郷 3-16-4　Tel：03-5689-5989
www.zenniti.com　　　　　　　　　　　　Fax：03-5689-8030

特集/徹底的に基本を学ぶ！子どもの眼の手術入門
―術前計画・麻酔・手技・術後ケア―

子どもの全身麻酔についての注意点
―麻酔科医の立場から小児の眼科手術での麻酔について―

山本由美子*

Key Words：小児麻酔(pediatric anesthesia)，喉頭痙攣(laryngospasm)，覚醒時興奮(emergence delirium)，術後悪心嘔吐(postoperative nausea and vomiting：PONV)，症候群(syndrome)

Abstract：眼科手術を必要とする小児では症候群を合併している場合があり，特に困難気道や心疾患，筋疾患がある場合は全身麻酔のリスクが高くなるため術前評価が重要となる．小児では成人と異なり，手術室への入室にも工夫が必要な場合がある．また喉頭痙攣，覚醒時興奮，術後悪心嘔吐が生じやすいため対策が必要となる．眼科手術中は，頭部が覆布で隠されるため，気管チューブや麻酔回路のトラブルが生じないよう配慮が必要であることや，眼球心臓反射にも注意が必要である．新生児や乳児を扱う場合もあり，臓器の未熟性によるリスクを理解し管理することが重要となる．

はじめに

成人であれば局所麻酔下に施行できる手術であっても，小児では全身麻酔を必要とする．協力を得難い児に対し繊細な手術操作を安全に行うには，全身麻酔が第一選択となることが多い．

小児は予備力が乏しく，全身麻酔時には成人と異なる点も多い．また症候群を有する児においては，困難気道であったり，心疾患や筋疾患などを合併する可能性があるため，術前評価には慎重になる必要がある．

本稿では麻酔科医の立場から小児の眼科手術での麻酔に関して，注意すべき事項などについて解説する．

小児の全身麻酔

小児の眼科手術での麻酔管理上，注意すべきことを以下に挙げた．

1．術前の絶飲食

麻酔導入時は，麻酔薬による下部食道括約筋の機能低下，咳嗽反射の抑制などにより，胃内容の誤嚥が生じやすくなる．一般に胃の内容物が多いほど誤嚥のリスクが高いと考えられているため，術前には一定期間の食事・水分の制限を行う．過去には手術前日から長時間の絶飲食が行われてきたが，多くの研究によって麻酔の少し前まで清澄水を摂取することのメリットも示され，日本でも2012年に術前絶飲食ガイドラインが制定された．清澄水は麻酔導入2時間前まで，母乳は4時間前まで，人工乳・牛乳は6時間前まで摂取可能となっている．固形食の摂取について明確な指針はされていないが，固形食のうち軽食については欧米のガイドラインで摂取から6時間以上空けることとしている．

成人同様，小児にも術前の絶飲食は必要になるが，空腹によるストレスや不機嫌が生じる場合もあり，できる限り短時間にするように設定する．また新生児や乳児早期は脱水や低血糖になりやす

---

* Yumiko YAMAMOTO，〒634-8521　橿原市四条町840　奈良県立医科大学麻酔科学教室

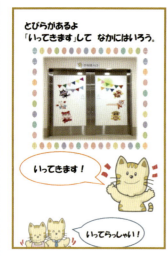
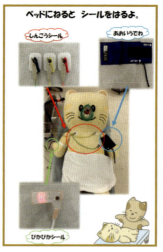
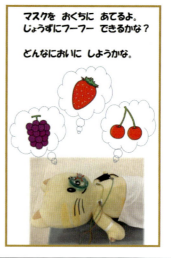
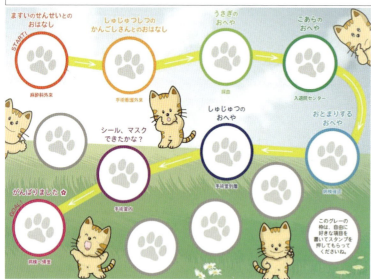

図 1.
プレパレーションに用いる説明ポスター(a)・スタンプラリー用紙(b)の1例

いため，児の全身状態によっては輸液で補充することも考慮する．

2．手術室への入室困難・緩徐導入

理解の乏しい年少児や自閉スペクトラム症を合併する児などでは，外来診察室への入室が困難な場合があると思われる．手術室への入室も同様で難渋する場合がある．

前投薬としてミダゾラムを手術室入室前に経口投与することで児の不安を取り除くことができ，麻酔導入がしやすくなると言われており，本邦でも今後ミダゾラムのシロップが製剤として使用できる予定である．親同伴での入室よりも効果的とも言われている[1]．その他にタブレット端末を使用し動画を観ながら，もしくは音楽を聴きながら，ゲームをしながら手術室へ入室する方法も有効である．

状況を理解できる年齢では，周術期の内容を詳細に説明したプレパレーションを行うことも効果的である．周術期の一連の流れについての理解が深まり，不安や恐怖といったストレスが軽減できる可能性があり，覚醒時興奮や鎮痛薬使用の軽減効果があると言われている[2]．プレパレーションでは，手術室内の内容だけではなく周術期の内容を実際の医療器具や写真を用いたポスターで説明することや，児のがんばりを可視化できるスタンプラリーなど，医療行為に前向きに取り組めるような楽しみを持たせることも効果的である（図1）．最近ではプレパレーションにVR（virtual reality：仮想現実）を用いるなどの工夫もされ始めている．

小児の麻酔導入は緩徐導入がよく用いられる．緩徐導入とは静脈路のない児において，吸入麻酔薬のみで入眠を得る方法であり，セボフルランと亜酸化窒素（いわゆる笑気）を使用することが一般的である．吸入麻酔薬濃度を徐々に上げていき，十分な麻酔深度に達した後に静脈路確保を行うので，注射をされるという恐怖や疼痛ストレスを回避することができる．

セボフルランには循環抑制作用があり，全身状態の良好な児では軽度であるが，新生児や乳児早期の児，心機能が低下している児などは事前に静脈路を確保して，静注薬による麻酔導入（急速導入）が望ましい場合もある．

3．喉頭痙攣

喉頭痙攣とは声門閉鎖筋の攣縮のため反射的に声門が閉じたまま固定した状態を言い，換気困難から窒息状態となる．麻酔導入時から気管挿管までの間，もしくは抜管後に発生することが多い．予備力の少ない小児でひとたび喉頭痙攣が生じると，急速に酸素飽和度が低下し，いずれ徐脈，心停止といった状況にもなりうるため，リスク因子や対処法を理解したうえで対応する．

小児は成人よりも喉頭痙攣が起きやすいと言われており，低年齢でよりリスクが高くなる．その他のリスク因子としては，上気道感染症，浅麻酔での刺激，受動喫煙などが挙げられる[3]．特に上気道感染症を発症し，現在も症状が残っている小児では喉頭痙攣を含む周術期呼吸器合併症のリスクが高まる．また，検査や処置に対する鎮静時にも気道有害事象の発生率が高まる．周術期呼吸器合併症のリスクを評価するスコアとしてCOLDSスコアがあり（表1），高値になるほどリスクは高くなり，カットオフ値は12.5と報告されている[4]．上気道感染症の発症後の手術時期に関しては，2週間以内で周術期呼吸器合併症の発生リスクが高く，症状改善後2～4週間以降に手術日の設定をするのがより安全である．

4．気道確保困難

特に症候群などを有する場合は困難気道となる場合がある（表2）．気道確保困難時の対応として

表 1．COLDS スコアの表

	1	2	5
C Current signs/symptoms	なし	軽度	中等度/重度
O Onset	4週間よりも前	2～4週間以内	2週間未満
L Lung disease	なし	軽度	中等度/重度
D airway Device	なし	声門上器具での気道確保	気管挿管
S Surgery	その他	小手術	大手術

（文献 4 で使用されている表を日本語で改変）

表 2．眼科手術となりうる症候群の例とその注意すべき特徴

症候群	主な眼病変	注意すべき特徴
筋ジストロフィー	眼瞼下垂，眼球運動制限	筋力低下，心筋症，呼吸不全，誤嚥
CHARGE 連合	眼球コロボーマ	心疾患，上気道閉塞
ダウン症候群	斜視，白内障	扁桃アデノイド肥大，心疾患，困難気道
ゴールデンハー症候群	角膜類脾腫，小眼球症	心奇形，開口障害，困難気道
キング・デンボロウ症候群	眼瞼下垂，斜視	ミオパチー，悪性高熱症の素因
ロウ症候群	水眼症，白内障，緑内障	電解質異常，腎障害
ミトコンドリア病	眼筋麻痺	心筋症，アシドーシスと低血糖
メビウス症候群	眼瞼下垂，斜視	心奇形，困難気道，嚥下障害
ヌーナン症候群	眼瞼下垂，斜視	心疾患，脊柱管狭窄，困難気道
プラダー・ウィリ症候群	斜視，白内障	不整脈，高血圧，肥満，困難気道
ターナー症候群	眼瞼下垂，斜視，白内障	低身長，心疾患，小顎，困難気道

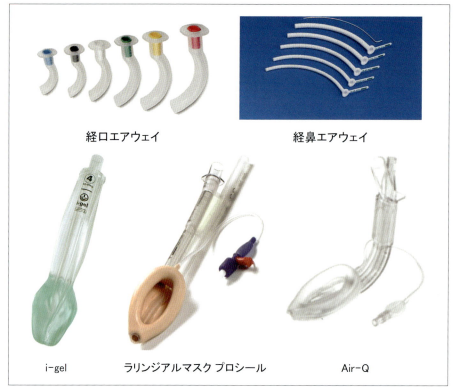

図 2. 気道確保器具の1例

は，エアウェイの使用や声門上器具の使用，ビデオ喉頭鏡での挿管などが挙げられる(図2)．また非常に困難が予想される場合は，自発呼吸下での気管支ファイバー挿管も選択肢に挙がるが，熟練を要する．

声門上器具に関しては気管への刺激が少なく，咳嗽反射やバッキングを起こしにくいことから，術野の邪魔にならなければ検査など比較的侵襲の低い処置中・手術中に使用する場合もある．

5．気管チューブトラブル

小児の眼科手術での麻酔管理では，児の頭部・顔面が覆布で隠されるため気管チューブや麻酔回路にトラブルが生じないよう，また生じた場合にすぐに気づけるよう配慮が必要となる．特に体格の小さな小児では少し頭位がずれるだけで容易に気管チューブの先端位置が変わる．後屈すると浅くなり事故抜管のリスクになるが，必要以上に深く固定すると容易に片肺換気となるため最適な位置での固定が重要となる．消毒液などで容易に剝がれないよう丁寧で確実な固定が必要である．

小児では感冒や啼泣などによる分泌物で換気不良となる場合があり，術中に気管内吸引などの介入が必要になることもある．手術中断を余儀なくされることも，特異性の1つかもしれない．

6．眼球心臓反射(oculocardiac reflex：OCR)

OCRは眼球の圧迫や外眼筋の牽引などの手術操作で誘発され，最もよく認められる症状は徐脈である．特に小児斜視手術で頻繁に発生すると言われているが，その発生頻度は報告により異なっている．OCRによって術中に心停止した症例報告もあるため注意を要する．OCRの求心路は，外眼筋の伸展受容器が機械刺激で活性化され，短および長毛様体神経から，毛様体神経節に刺激が伝わり，眼神経を介して三叉神経主知覚核に至る．遠心路は迷走神経の心臓抑制中枢から始まり陰性変力作用，伝導路障害などを生じる[5]．

麻酔管理では，助長されると言われている動脈血二酸化炭素分圧の上昇が生じることのないように適正な換気で正常に保ちOCRを予防することや，実際に起きた場合は術者との良好なコミュニケーションが重要であり，まずは手術操作を中止

してもらい，改善を認めないときにはアトロピン投与での薬剤介入なども行う．

7．覚醒時興奮，術後の鎮痛・安静

麻酔からの覚醒後に興奮状態となり泣き暴れてしまう状態を「覚醒時興奮」と言う．不穏で視線が合わず，合目的的な運動がなく，ベッドからの転落や頭部打撲など危険な状態と言える．通常30分以内でおさまるが再鎮静を要することも多い．一般的なリスク因子としては吸入麻酔薬の使用，眼科・耳鼻咽喉科手術，3～7歳，親の不安，本人の不安などが挙げられ[2]，他にも疼痛，モニターや点滴の接続による不快，空腹，遮眼からくる不安によるものなど，様々な要因が重なり生じていると考えられる．

予防策としては，術中にオピオイドやアセトアミノフェン，非ステロイド性抗炎症薬などの薬剤の使用や術野でのテノン囊下麻酔などで十分鎮痛をしておくこと，状況が理解できる児には事前に術後の状態を説明しておくことなどが挙げられる．手術室環境にもよるが，PACU(postanesthesia care unit：術後回復室)がある場合は，そこでしばらく経過観察することも1つの方法である．特に暴れて危険な状態となった場合はプロポフォールなどの鎮静薬で再鎮静し，穏やかに覚醒するまで経過観察することが安全性向上につながるかもしれない．

8．術後悪心嘔吐(postoperative nausea and vomiting：PONV)

PONVは女性，非喫煙者，オピオイドの使用，亜酸化窒素・吸入麻酔薬使用などをリスクファクターとし発生すると言われているが，小児での発生率は成人の2倍以上とも言われている．特に年齢が3歳以上，PONVの既往・家族歴，斜視手術，30分以上の手術などが小児におけるPONVリスク因子として挙げられている．視覚中枢からの求心性刺激が延髄網様体の嘔吐中枢を刺激し遅発性に中枢性嘔吐を起こすことや，眼球刺激による痛みがOCRを惹起し，迷走神経反射の結果生じると推測されている．PONVについては様々な研究・報告がなされた結果，米国では2003年にPONVに関するガイドラインが示され，それ以降定期的に改訂されている[6]．PONVの遷延は退院を延期させることもあるため，PONV対策は重要なポイントと言える．

対策としては，十分な輸液，デキサメタゾンやオンダンセトロンの投与，プロポフォールやレミマゾラムなどによる麻酔導入・維持を行うこと(全静脈麻酔)，オピオイドおよび亜酸化窒素の使用をなるべく控えることなどが挙げられる(図3)．ただし，すべての症例で全静脈麻酔，オピオイドを使用しない麻酔をすることが患者の利益になるかどうかは慎重に検討する必要がある．術後鎮痛や緩徐導入時に必要な麻酔薬もあるため，その都度個々に合わせた最適な麻酔法を選択することが重要である．

すべての対策を講じてもPONVは発生することがあるが，退院時期にまで支障をきたすケースは稀である．

9．注意すべき症例

1）斜視・眼瞼下垂

斜視や眼瞼下垂の原因が症候群や筋疾患に関連する場合があり，心疾患や困難気道を伴うことも多く麻酔リスクが高くなることがある．特に筋疾患に関連している場合は悪性高熱症の発症リスクが高くなると推測されている．

悪性高熱症は全身麻酔症例10万人に1～2人の頻度で発生する．稀ではあるが致死性の高い麻酔合併症である．悪性高熱症は常染色体顕性(優性)の遺伝性の筋疾患を有し，素因のある患者が揮発性吸入麻酔薬や脱分極性筋弛緩薬に曝露することで発症すると言われている．血液検査上CK高値や既往歴，家族歴から可能性を疑う場合には引き金となる麻酔薬以外を選択することが重要である[7]．日本麻酔科学会では安全な麻酔管理のために，2016年に悪性高熱症患者の管理に関するガイドラインを作成した．術中に悪性高熱症を疑う状況になった場合に備え，一読しておくと良い．

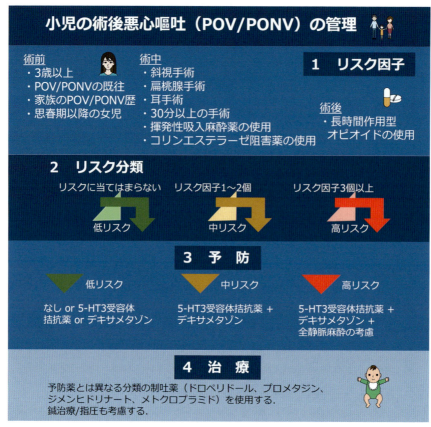

図 3. 小児の PONV 管理のためのアルゴリズム

（文献 6 を引用改変）

2）眼内手術（白内障手術，緑内障手術など）

緑内障手術などで眼圧を上昇させないように注意すべき症例では，抗コリン薬剤（アトロピン，ミダゾラム，ジアゼパム）は眼圧への影響があるため，使用に関しては術者との相談が必要である．

硝子体手術では，眼内液–空気同時置換術を施行しポートを抜去した後の硝子体腔は完全な閉鎖腔となり，亜酸化窒素（笑気）使用下では，閉鎖腔が膨張し眼圧が上昇する．亜酸化窒素を止めれば通常 20 分後には血中濃度は低下するとされており，ポート抜去の 20 分以上前に止めることでその後の眼圧変動は少なくなるものと考えられる．ポート抜去後に強膜や結膜縫合する場合は最後に眼圧を再チェックし眼圧補正を行う時間があるが，ポート抜去後すぐに手術を終了する場合は最初から亜酸化窒素を使用しないほうが無難かもしれない[8]．術前に術者と亜酸化窒素の使用の有無を決定することが重要である．

3）未熟児網膜症(retinopathy of prematurity：ROP)

対象になる症例が早産児，低出生体重児であることも多く，各臓器の機能が未熟であることを考慮に入れながらの麻酔管理となる．注意すべき特徴としては次の点が挙げられる．

胸壁や気道コンプライアンスが高いため上気道閉塞や無気肺が生じやすく，呼吸中枢も未熟であり中枢性無呼吸も生じやすいため，容易に低酸素血症になる．呼吸窮迫症候群の頻度は出生週数が早いほど高く，肺高血圧が遷延する場合がある．心筋収縮の予備力が小さく，心拍出量は心拍数に依存するため徐脈は循環不全のリスクとなる．脳血流の自動調節機能が不完全なため，循環変動や血中二酸化炭素分圧，酸素飽和度，pH などにより脳出血も脳虚血も発症しやすい．早産児を含む新生児も痛みは感じるとわかっているため，不十分な鎮痛・鎮静はストレスとなり予後を悪化する

可能性がある.各臓器の未熟性により低血糖・電解質異常・凝固異常をきたしやすい.体表面積が大きく,熱産生量が少ないため低体温になりやすい.

ROPには高濃度酸素投与が増悪因子となるが,全身麻酔導入時の挿管操作などでの無呼吸時間に伴う酸素飽和度の低下が非常に早いため,挿管前に一時的に酸素濃度を上げておくことは許容できると考えられる.術中は必要最低限の酸素投与に留め,酸素飽和度の目標範囲を90～95%にし,高二酸化炭素血症にも低二酸化炭素血症にもならないよう適切な換気設定にする.

術前の状態にもよるが,月経後週数が45～60週未満や2,000 g未満などの体格の小さな児では術後に無呼吸を生じる可能性もありうるため,術後には十分にモニタリングできる環境が必要である[9].

おわりに

本稿では,麻酔科医の立場から小児の眼科手術での全身麻酔について,特に注意している項目について述べた.小児は成人と異なりリスクを伴う場合もあるが,過度に危険性を強調するのもよくないことかもしれない.適切な評価・介入をすることで,ほとんどの症例で安全な手術・麻酔が可能となっている.

文 献

1) Kain ZN, Mayes LC, Wang SM, et al:Parental presence and a sedative premedicant for children undergoing surgery. Anesthesiology, **92**:939-946, 2000.

2) Mason KP:Paediatric emergence delirium:a comprehensive review and interpretation of the literature. Br J Anaesth, **118**:335-343, 2017.
   Summary 小児の覚醒時興奮についてわかりやすくまとめられており,小児麻酔の教科書にも引用されている文献.

3) Gilles A, Olivier G, Georges L, et al:Case scenario:perianesthetic management of laryngospasm in children. Anesthesiology, **116**:458-471, 2012.

4) Hyo S, Young S, Byung G, et al:Risk Assessment of Perioperative Respiratory Adverse Events and Validation of the COLDS Score in Children with Upper Respiratory Tract Infection. Medicina, **58**:1340, 2022.

5) Donlon JV Jr, Doyle DJ, Feldman MA:眼科・耳鼻咽喉科手術の麻酔.ミラー麻酔科学 第Ⅵ版(武田純三監,Miller RD編).メディカル・サイエンス・インターナショナル,pp.1959-1960, 2007.
   Summary 最も信頼度の高いと言われている麻酔科学のスタンダードテキストの日本語版.眼科麻酔の項目でOCRに関しても生理学などの基礎医学的知識から詳細に解説されている.

6) Gan TJ, Belani KG, Bergese S, et al:Fourth consensus guidelines for the management of postoperative nausea and vomiting. Anesth Analg, **131**:411-448, 2020.
   Summary 米国の術後悪心嘔吐のガイドライン.成人だけではなく小児のPONVに関しての記述も充実している.

7) Hopkins PM:Malignant hyperthermia:pharmacology of triggering. Br J Anaesth, **107**:48-56, 2011.

8) 池田恒彦:全身麻酔下における笑気による眼圧変動(初級編).あたらしい眼科,**28**:517, 2011.

9) 秋泉春樹:眼科手術の麻酔.臨床小児麻酔ハンドブック 改訂第4版(溝渕知司監,香川哲郎,鹿原史寿子編).診断と治療社,p.215, 2020.

特集/徹底的に基本を学ぶ！子どもの眼の手術入門
―術前計画・麻酔・手技・術後ケア―

小児斜視手術の術前計画・麻酔・手技・術後ケア

彦谷明子*

Key Words: 複視(diplopia)，斜視手術(strabismus surgery)，麻酔(anesthesia)，後転術(recession)，前転術(resection)

Abstract：小児の斜視手術は，両眼視機能の獲得，代償性頭位・整容面の改善，複視の解消，眼精疲労の軽減を目的とするが，発症時期や原因によって手術治療の効果は異なる．術前には，問診や視力検査，調節麻痺下の屈折検査，眼位検査，眼球運動検査，両眼視機能検査，網膜対応検査，前眼部から眼底の診察などの眼科検査で斜視の評価を行い，治療ゴールを設定する．後天性斜視の場合は全身疾患や頭蓋内疾患の除外が求められ，必要に応じて血液検査，画像検査，小児科との連携を行う．麻酔は全身麻酔が主流である．術前には全身合併症の評価やワクチン接種や低用量ピルの使用について留意する．全身麻酔下手術時にも手術終了時にテノン囊下麻酔を行う．手術は後転術や前転術を組み合わせて行われることが多い．術後は低濃度ステロイドあるいはジクロフェナク点眼液とニューキノロン系点眼液の短期間の使用が推奨される．

小児斜視の手術を決める前に

小児斜視手術の目的には，両眼視機能の獲得，代償性頭位の改善，複視の解消，眼精疲労の軽減，整容面の改善がある．斜視の発症時期，原因によって，手術で得られる効果は変わるため，患者やその保護者に治療のゴールや限界についてあらかじめ説明しておく必要がある．先天性の恒常性斜視で両眼視できないような斜視では，2歳までの治療で両眼視機能の獲得の可能性があるが，それを超えてからの治療は主に整容面の改善にとどまる．非共同性斜視で代償性頭位を呈するような斜視では，一定の方向で両眼視することによって両眼視機能は獲得できているが，顔面の非対称や側弯などの不可逆的な骨格形成に影響が及んでいることがある．学童以降になると間欠性斜視や後天性斜視で生じた複視や眼精疲労，整容面での不自由を自分で訴えることができるようになるため，保護者と本人の治療希望を聞いて治療方針を決める．麻痺性の斜視では，すべての方向で複視を消失させることが難しいことも多いため，正面や下方視での複視を減らすことを目的に治療するが，限界があることや，小児期の治療で一度は良くなっても，再度治療が必要になることがあることを伝えておく．

手術の計画に必要な眼科検査

斜視の原因を知り手術を計画するうえで，問診，視診，眼科検査を行う．発症時期は治療のゴールを決めるためにも重要なので，保護者への問診のほかに，出生時からのスナップ写真や動画を持参してもらい，眼位や頭位を直接写真から確認する．後天性であれば複視が生じているが，乳

---

* Akiko HIKOYA，〒431-3192 浜松市中央区半田山1-20-1 浜松医科大学医学部附属病院眼科，病院准教授

幼児では訴えはない．保護者が外見上気づく以外には，以前はなかった頭位異常や片眼つむりが手がかりになる．後天性が疑われる場合は，眼科検査のほかに，血液検査や画像検査，髄液検査などの全身評価のための検査を必要に応じて行う．視診では，顔面の形成不全を伴う先天疾患，眼球突出や眼瞼後退を伴う甲状腺眼症，眼瞼下垂に注意する．眼瞼下垂は，先天性眼瞼下垂のほか，先天性外眼筋線維症，慢性進行性外眼筋麻痺，重症筋無力症，Horner 症候群，動眼神経麻痺でもみられるので，血液検査や画像検査を行い，小児科と連携する．

眼科検査としては，視力検査，屈折検査，眼位検査，眼球運動検査，両眼視機能検査，前眼部から眼底の診察をひととおり行う．

1．視力検査

Landolt 環の視力表を用いた自覚的検査が可能になるのは 3 歳以降である．Landolt 環検査の理解ができない年齢では絵視標，森実式ドットカード，Teller Acuity Cards（TAC）での検査で評価する．TAC は無地と縞模様を同時に提示すると，縞模様を好んで固視するという特性を利用した他覚的検査であるため，生後 3～4 か月の乳児から検査可能である．言語でのコミュニケーションがとれる幼児や精神発達遅滞の年長児では，縞模様のあるほうを指さしてもらう自覚的検査として利用することもできる．視力不良があると，眼位を正常に保ちにくいので，斜視手術を行っても再発しやすい．視力の左右差があり，それが治療可能な弱視であれば，弱視治療を行ったうえで斜視手術を行う．治療困難な器質的視力低下であれば，廃用性（感覚性）斜視の原因となる．

2．屈折検査

屈折矯正だけでも斜視が治ることもあるため，必ず精密に評価しておく．屈折検査法としては，オートレフラクトメーター，検影法，フォトスクリーナー，レンズ交換法での自覚的検査がある．小児の精密屈折検査は，シクロペントラート塩酸塩点眼液やアトロピン硫酸塩点眼液での調節麻痺下に行う．特に内斜視がみられる症例では調節麻痺作用の最も強いアトロピン硫酸塩点眼液での調節麻痺下屈折検査で評価する．屈折異常が検出されれば眼鏡装用を開始し，眼鏡装用時と非装用時の眼位検査を行い，残余斜視があれば治療を検討する．内斜視に対する遠視眼鏡，外斜視に対する近視眼鏡は斜視を改善させることがしばしばある．眼鏡のみで治癒する斜視が調節性内斜視である．

3．眼位検査

眼位検査は，定性検査と定量検査がある．正面での眼位だけでなく，注視方向や固視眼による斜視角の変化の有無も確認する．また，遠見と近見，裸眼と屈折矯正下で眼位が異なることもあるので，それぞれの眼位を記録する．代償性頭位異常のある症例では，正面での眼位は頭位異常を矯正してから行う．斜視の有無は遮閉試験で，斜位も含めた全偏位の有無は交代遮閉試験で確認する．交代遮閉試験では，片眼遮閉を素早く行い，融像を除去したときの偏位をみる（図 1）．Hirschberg 法は両眼開放下で視標を固視させ，ペンライトで角膜を照らしたときの瞳孔中心と角膜反射の位置から斜視角を簡便に定量する方法で，斜視眼の角膜反射が瞳孔縁にあれば 15°，瞳孔縁と角膜縁の中央であれば 30°，角膜縁にあれば 45° である．Krimsky プリズム試験では，プリズムを片眼に置いてペンライトで角膜を照らしたときの角膜反射が角膜中央にくるプリズム角度を求める方法で，麻痺性斜視で眼球が正中まで動かないときや，乳幼児で交代プリズム遮閉試験での定量が困難な際に用いられる．交代プリズム遮閉試験は定量検査の基本であり，斜位も含めた全斜視角を測定する方法である．プリズムを片眼において交代遮閉試験を行い，眼球の動きがなくなるプリズム度数を測定する（図 2）．顕性斜視角のみ検出したい場合は，同時プリズム遮閉試験を行う．斜視眼にプリズムを置くと同時に固視眼を遮閉したときの動きをみて，斜視眼が動かなくなるプリズム度数を測定する．最大斜視角の検出のためには，プリズム

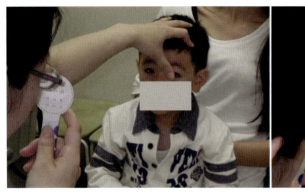
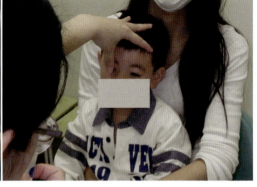

図 1. 交代遮閉試験
両眼を交互に遮閉する．眼前に手のひらがくると顔を背けるような児に対しては，指1本で遮閉して圧迫感を与えないようにする．

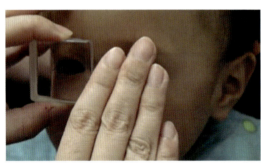
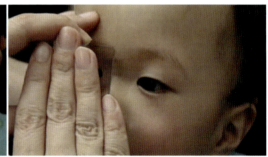

図 2. 交代プリズム遮閉試験
乳幼児では声かけを行い，近見の視標に集中させながら片眼にプリズムを置いて，交代プリズム遮閉試験を行う．

順応検査を行う．

4．眼球運動検査

眼球運動検査は，むき運動検査，ひき運動検査，よせ運動（輻湊）検査がある．むき運動検査は同時に同方向へ動く両眼の共同性をみる．むき運動検査で眼球運動制限が疑われた場合は，引き続きひき運動検査を行い，眼球運動制限の有無を確かめる．よせ運動検査は，固視目標を眼前から鼻側に近づけていき，両眼をどこまで寄せられるかを調べる．

5．両眼視機能検査

両眼視機能検査には，立体視機能検査，網膜対応検査がある．日常診療でよく用いられている立体視機能検査は，Titmus stereo tests（TST）とLang stereo testsであり，ともに近見立体視検査である．TSTは偏光フィルターで左右眼の像を分離し，その視差で3000秒から40秒までの定量ができる．図形のずれという単眼の手がかりがあり，偽陽性が起こりうるので注意が必要である．Lang stereo testsはランダムドットで構成されており単眼の手がかりがなく，左右眼の像の分離用の眼鏡を必要としない．1200秒，600秒，550秒の3つの図形で測定する．遠見立体視としては液晶ディスプレイ内蔵のシステムチャートSC-1600Pola（ニデック）などがある．間欠性斜視に立体視検査を行うときには，行っているときの眼位を確認して結果を記載する．網膜対応検査は，日常視に近いものから離れたものまでいろいろな検査法がある．特別な装置を要さず，簡便で日常視に近い検査として，Bagolini線条レンズ検査とプリズム順応検査がある．術前に網膜対応を確認しておくことで，術後に眼位が改善しても思わぬ複視に不満を残すようなことを回避できる．

表 1. PONV の主な危険因子

	危険因子	オッズ比
患者関連	女性	2.57
	PONV の既往	2.09
	乗り物酔いの既往	1.77
	非喫煙者	1.82
	小児	
麻酔関連	揮発性麻酔薬	1.82
	術後麻薬鎮痛	1.39
	亜酸化窒素	1.45
	小児の麻薬鎮痛薬術中ないしは術後使用	2.76
	全身麻酔*	10.6
手術関連	手術時間	1.46/hr
	成人手術**(胆嚢摘出術・腹腔鏡手術・婦人科手術)	1.90・1.37・1.24
	小児手術術式***(斜視手術・鼓室形成術・扁桃摘出術)	2.13
	疼痛	

*局所麻酔を対象としたオッズ比を示す.
**各手術におけるオッズ比を示す.
***3 種類の手術をまとめたオッズ比を示す.
(文献 2 細井卓司,山田高成,森崎 浩ほか:術後悪心・嘔吐の予測は可能か?
日臨麻会誌,37(4):407-417, 2017. より転載)

麻酔に関する注意

小児の斜視は全身麻酔で行われることが多いが,12 歳頃から局所麻酔下の手術も選択される.当院では小児斜視手術の麻酔法は,筋移動術や再手術のように全身麻酔下手術が必要なもの以外は,本人や保護者の希望で決めている.2014～2024 年の 18 歳未満の斜視手術 968 例中,局所麻酔で行われたのは 20 例(2%,13～17 歳)であった.小児日帰り斜視手術 2,850 例中,局所麻酔手術は 684 例(24%,6～17 歳)であったとの報告[1]もあり,全身麻酔の割合は施設によって異なる.

全身麻酔前には,喘息などの気道障害,心臓,脳,肺,肝臓,腎臓などの重要臓器の合併症,全身疾患への留意が局所麻酔前よりいっそう必要である.悪性高熱症や重症筋無力症では,術後に集中治療室(ICU)管理になることもある.全身麻酔は免疫に影響し,ワクチン接種後の全身麻酔で副反応が強くなったり,ワクチンの効果が弱くなる可能性がある.当院では,予定全身麻酔前 3 週間の生ワクチン接種,2 日間の不活化ワクチン接種は避けていただくよう案内している.特にワクチン接種スケジュールの密な 0～1 歳児の全身麻酔手術を計画する際には,あらかじめスケジュールを調整しておくのがよい.月経困難症や避妊に対

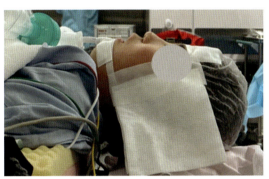

図 3. 術前の頭位
前額面が床と平行になるようにセッティングする.

する低用量ピルは,血栓症のリスクがあるために,手術前 4 週間から手術後 2 週間の休薬が必要とされている.短時間の小手術や緊急手術では休薬をせずに手術が行われる場合もあるが,患者へのリスクの説明や麻酔科医との連携は必要である.耳鼻咽喉科や眼科などの頭頸部の手術の全身麻酔後は,覚醒時興奮が起こりやすく,術後の悪心嘔吐(postoperative nausea and vomiting:PONV)のリスクが高いことが報告[2]されている(表 1).手術終了時にテノン嚢下麻酔を併用すると麻薬の量を最小限にできるため,術後疼痛の軽減だけでなく PONV の予防にもなる[3].

局所麻酔で手術を行う場合は,点眼麻酔,結膜

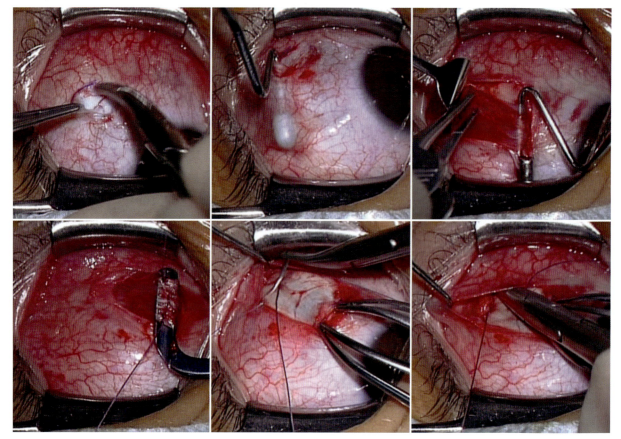

図 4. 後転術
a：結膜円蓋部切開
b：直筋付着部に斜視鈎を差し込む.
c：筋を露出する.
d：付着部に 6-0 バイクリルを通糸する.
e：強膜に通糸する.
f：通糸した糸を縫合する.

下麻酔, テノン囊下麻酔が併用される. 使用する麻酔薬は 2％リドカインが一般的であるが, 0.5％ブピバカイン, 0.2％アナペイン, 0.75％ロピバカインも用いられる. 術中に眼位を確認しながら前後転量の調整を行う場合は, テノン囊下麻酔を 2～3 ml 入れると球後麻酔と同様の効果が得られて眼球運動制限をきたすため, 少量の投与にとどめるか, 点眼麻酔や結膜下麻酔のみで行う. 点眼麻酔には 2％あるいは 4％リドカインが用いられる. 結膜下麻酔は大量に入れると結膜浮腫のために手術操作がしにくくなる.

小児の斜視手術手技（後転術と前転術）

全身麻酔ではベッドに仰臥位, 局所麻酔ではフルリクライニング椅子に座った状態から仰臥位に椅子を倒して行う. 小児ではベッドの頭台に浅い円座を置き, 前額面が床と平行になるように高さを調節する（図 3）. 3 歳以下の体の小さな小児では, 手術台と頭台の間で頸や肩が浮いてしまうため, 頸や肩の下に肩枕を入れて安定させる.

小児の眼球は成人よりも小さく, 同じ操作でも成人に行うよりも困難なことがある. 小児の眼球の解剖学的特徴は, 瞼裂が小さい, 結膜やテノン囊組織が厚い, 外眼筋付着部の幅が小さく, 角膜輪部と筋付着部の距離が短い, 強膜の厚みが薄いということが挙げられる.

結膜切開には, 角膜輪部切開, 円蓋部切開, 放射状切開, スワン切開などがあり, 角膜輪部切開

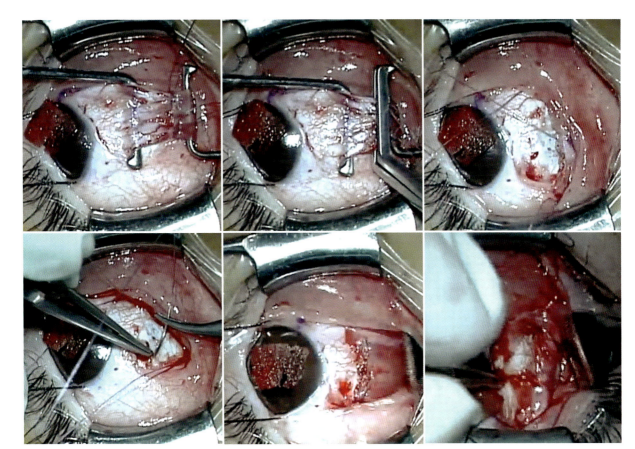

図 5. 前転術
a～e：短縮法，f：Plication 法
a：マークした部位に 6-0 バイクリルを通糸する．
b：マッスルクランプで把持する．
c：筋切除
d：付着部に通糸する．
e：たるみなく縫着された筋
f：折りたたまれた筋

が最も術野を広く取ることができるが，切開創も最も大きい．いずれの切開法でも，結膜切開の前に直筋の位置を結膜越しに観察し，不用意に血管に触り出血させないように気をつけながら，結膜とテノン嚢をまとめて切開する．小児の結膜とテノン嚢は厚いので，剪刀を垂直に立て確実に切開し，強膜に達するように意識する．瞼裂が小さいような症例では手術操作が難しいので，切開は大きめに取り，逆に結膜を温存したい場合は，円蓋部切開，放射状切開，スワン切開を選択する．下斜筋と外直筋の同時手術では，円蓋部切開で行うと同一創から各筋の操作が行えてメリットがある．

後転術(図4)では，結膜切開後に強膜を露出し，斜視鈎を強膜上に滑らせて筋付着部に差し込む．筋の両脇のテノン嚢，筋間膜を鑷子で鈍的あるいは剪刀で切開して後方へ剝離する．筋を露出したら，後転術では筋の付着部から 1～2 mm 後方に 6-0 バイクリルを通糸後，筋を切断する．強膜への後転位置をカリパーで測定し，マークする．針先を強膜と平行にしながら軽く押しつけ，へこんだところをそのまま進めて通糸し，縫合する．

前転術(図5)では，露出した直筋にカリパーで前転量を付着部から計測してマークする．測定時に筋を引きすぎると量にばらつきが出て，手術効果が不安定になる．マークしたところに 6-0 バイクリルを通糸する．短縮する場合は，通糸部より

も付着部側にマッスルクランプをかけて筋を固定し，付着部からクランプまでの筋を切除し止血する．付着部強膜に6-0バイクリルを縫着し，中央にたわみがないかを確認し，結膜縫合する．Plication法は，筋を切除せずに折りたたみ，通糸した6-0バイクリルを付着部強膜に縫着する．筋を切除しないため，前眼部循環を温存し，前眼部虚血のリスクを軽減できる．

術後のケア

乳幼児では術後も眼帯は使用しない．年長児でも術翌日には眼帯終了にする．流涙や眼痛で眼帯を希望する場合でも，術後の新しい眼の位置，使い方に慣れるために，使用は短期間にとどめるように勧めている．通学は室内で過ごすなら術翌日から可能だが，体育は1週間休み，プールや温泉は1か月避けるよう勧めている．翌日から首下シャワー，仰向けで顔を濡らさないように気をつけてのシャンプーは可能である．洗顔は1週間後の診察で創部に問題がないのを確認してから再開してもらう．

斜視術後点眼としては，ニューキノロン系点眼液と低濃度ステロイド点眼液を1日4回使用されることが多い．斜視術後にステロイド点眼液を使用すると，小児では眼圧が上がりやすい[4]ため，注意が必要である．斜視術後結膜炎の点眼治療薬としては，ジクロフェナク点眼液も有用[5]であり，ステロイド点眼液による眼圧上昇リスクのある症例には検討すべきである．術後感染予防としては，1週間の抗菌薬およびステロイド点眼液の代わりに，5％ポビドンヨードの単回投与を行った場合でも，術後感染の可能性は同程度との報告[6]もある．術後抗菌薬による耐性菌問題や医療経済の問題から，今後は術後点眼液の標準が変わる可能性はあるが，現時点では抗菌薬点眼液の使用が標準的である．

文　献

1) 羅　錦營：小児疾患の日帰り手術．MB OCULI, **47**：7-19, 2017.
2) 細井卓司, 山田高成, 森崎　浩ほか：術後悪心・嘔吐の予測は可能か？ 日臨麻会誌, **37**(4)：407-417, 2017.
3) 松田弘美：斜視手術の術後鎮痛．テノン嚢麻酔を中心に．日小児麻酔会誌, **26**：125-128, 2020.
4) Ohji M, Kinoshita S, Ohmi E, et al.：Marked intraocular pressure response to instillation of corticosteroids in children. Am J Ophthalmol, **112**(4)：450-454, 1991.
5) Yang HK, Han SB, Hwang JM：Diclofenac versus fluorometholone after strabismus surgery in children. Br J Ophthalmol, **98**(6)：734-738, 2014.
6) Koederitz NM, Neely DE, Plager DA, et al：Postoperative povidone-iodine prophylaxis in strabismus surgery. J AAPOS, **12**(4)：396-400, 2008.

特集／徹底的に基本を学ぶ！子どもの眼の手術入門
―術前計画・麻酔・手技・術後ケア―

小児白内障手術の術前計画・麻酔・手技・術後ケア

黒坂大次郎*1　磯　雅知*2

Key Words : 小児白内障(pediatric cataract), 眼内レンズ(intraocular lens), コンタクトレンズ(contact lens), 緑内障(glaucoma)

Abstract : 小児は，組織が伸展性に富み，眼球が大きくなるとともに視機能を獲得する時期にあたるため，成人とは異なる配慮が必要となる．手術では，6歳未満では原則として白内障除去に加え，後発白内障予防を目的とした後嚢切除＋前部硝子体切除を行う．1歳未満で IOL 挿入をした場合には，前部硝子体切除を行っていても視軸混濁の可能性があり，早期に再手術が必要となる場合があるのでその体制を整えておく必要がある．
　術後は，適切な屈折矯正と必要に応じて遮閉訓練を行うが，保護者の理解と協力が欠かせない．また，その後も20年以上の長期にわたり緑内障の発症などに注意しながら経過観察を持続することが大切である．

はじめに

　小児の白内障手術は，眼球が成長する時期であるため組織は伸展性に富んでおり，前嚢切開などの術中操作に影響を与えるばかりでなく，術後には屈折の変化などに影響していく．手術に対する術後の炎症反応は強い．また視機能獲得時期の手術であれば，ある程度の視機能獲得のためにすら術後の屈折矯正や遮閉訓練などが必要で重要なポイントとなる．それでいて術前・中・後を含め，診察や訓練などに患児の協力を得ることは基本的に難しい．検査機器は手持ちのものであれば，正確性が低下するなど，様々な制約がある．術後の経過観察は，特に長期にわたる．これらのことを十分に考慮し，術後のケアまでの体制を整えたうえで治療にあたることが重要である．優れた総説[1)2)]や本邦での手術成績の報告[3)]もあり参照していただきたいが，本稿では各時期のポイントを簡単にまとめてみたい．

術前計画

　生後から混濁がある場合，片眼例では生後6週，両眼例では10週が臨界期とされ，これを過ぎると片眼例では特に急速に視性刺激遮断弱視が形成され視力予後は不良となる．この点を踏まえ，手術やその施行時期を適切に設定する．

　術式は，患児の年齢によって異なる．6歳未満であれば，原則として白内障除去に加え後発白内障予防の目的で，後嚢切開・前部硝子体切除を行う．Nd：YAG レーザーによる後嚢切開が可能になる学童期以降は，必ずしも必要ないが，時にレーザーによる後嚢切開後に前部硝子体が混濁をきたす例があるので，この場合には前部硝子体切除を追加する必要がある．

---

*1 Daijiro KUROSAKA, 〒028-3695　岩手県紫波郡矢巾町医大通2-1-1　岩手医科大学医学部眼科学講座，主任教授
*2 Machi ISO, 同講座

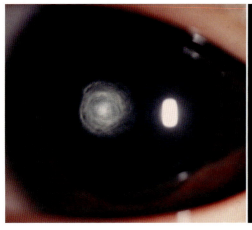
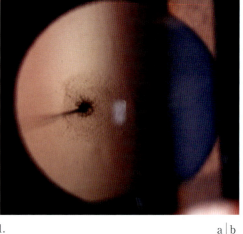

図 1.
第 1 次硝子体過形成遺残(persistent fetal vasculature)に伴う白内障水晶体後極部の混濁(a)と，それにつらなる硝子体動脈遺残が認められる(b).

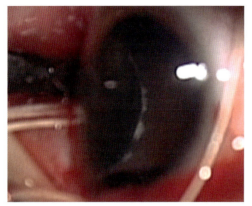

図 2. 鋸状縁の異常
アトピー性白内障患者では，しばしば網膜鋸状縁に異常が認められる.

眼内レンズ(IOL)は，原則 1 歳以上で挿入する．1 歳未満でも挿入は可能であるが，時に前部硝子体切除を行っていても視軸部の混濁をきたし，早期に追加での混濁・前部硝子体の追加切除が必要となるので，その体制が整っている場合に考慮する[4]．6 か月未満の症例に対する IOL 挿入は，この混濁のリスクが増えるとともに，水晶体がかなり小さく，また嚢の伸展性が高いため安定した IOL 挿入が難しい場合がある[2)4)]．後嚢切除前に成人例と同様に IOL 挿入し，その後に硝子体カッターで前部硝子体とともに後嚢中央部の切除をするなどの手技の変更が必要な場合があり十分な準備が必要である．

2 歳未満の場合，覚醒下で十分な診察・検査が行えない場合がある．その場合には全身麻酔下に細隙灯顕微鏡検査・眼底検査・眼圧測定・超音波 B モード検査・角膜曲率半径計測・眼軸長測定が必要になる．手持ちの検査機器を含めた準備に加え，眼軸長測定など角膜に触れる検査前に角膜曲率半径を計測するなどの検査手順を考える必要がある．

稀に後嚢中央部の欠損や硝子体動脈の付着などが認められ，後嚢切除時に出血する場合があり，眼内ジアテルミーなどが必要となることがある(図 1)．

アトピー性白内障の場合には，術中の鋸状縁を含めた眼底検査が重要で，所見によっては網膜冷凍凝固などの処置が必要になる(図 2)．

麻　酔

手術は，全身麻酔が基本となる．

手　技

1．切開創作成

強角膜切開創と前部硝子体切除を行う場合には 160～180°対側になるように 2 か所のサイドポートを作成する．

2．前嚢切開(図 3)

粘弾性物質(高分子で高濃度のものが基本となる)で，前房内を軽度置換後に必要に応じてトリ

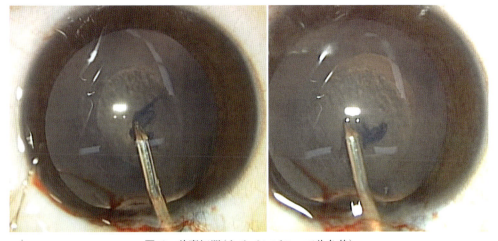

図 3. 前囊切開（トリパンブルーで染色後）
a：3/4 周回ったところ．フラップは伸びて直線的になっている．
b：前囊切開 2 周目．a より一回り大きくなっている．

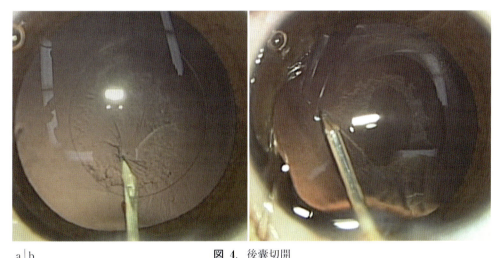

図 4. 後囊切開
a：27 G 針で後囊をひっかけて引き裂いているところ
b：鑷子で後囊切開を行っている．前囊切開より小さめ

パンブルーによる前囊染色を行う．その後，必要に応じて前囊染色液を I/A で洗い流した後，粘弾性物質で前房を置換する（少量の前囊染色液であれば，必ずしも洗浄しなくとも粘弾性物質の追加注入で視認性を確保できる場合もある）．乳幼児の前囊は非常に伸展性に富み，また薄いために成人例でのようにフラップを裏返して面状のフラップの形状を維持したままでの前囊切開はできず，チストトーム針では保持できない．基本的に鑷子による操作となる．鑷子で前囊片を把持し，切開部を直接引いて切っていくかたちになる．流れやすいので，小さめの CCC を作るつもりで行う．

本当に小さな CCC となった場合には，2 周目を回して拡大することも可能であり，のちに行う前部硝子体切除の際にカッターで切除して広げることも可能である．

若年性などの炎症眼では，瞳孔に膜が張ることがあり，これを除去しないと前囊に到達できない．厚い場合には，剪刃にて切開する必要がある．また，時に前囊下混濁に石灰化を伴うことがあり，この場合には，石灰片を取り除かないと剪刀でも切開できない場合がある．

3．核皮質除去

基本的には硬い核はないので，吸引により除去

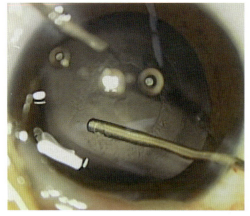

図 5. 前部硝子体切除
25 G カッターで，前部硝子体とともに後囊・前囊も切除して適切な大きさに調整する．

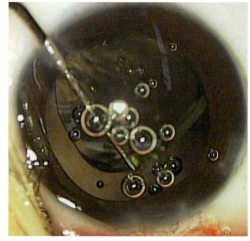

図 6. IOL 挿入
12 時側の支持部をフックで曲げ，囊内へ入れる．

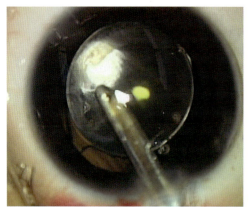

図 7. 粘弾性物質除去
マニュアルで行い，創口より BSS が漏れるため眼内圧は高くならない．

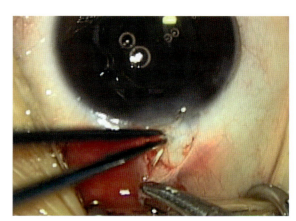

図 8. 創縫合
吸収糸の針(9-0)で縫合している．

できる．切開創部分のエピヌクレウスが取りにくくなることが多いので，この部に BSS が回るようにハイドロダイセクションを行うと後の操作が行いやすい．

4．後囊切開(図 4)

皮質除去まで終わった時点で，粘弾性物質を前房内に注入する．IOL を挿入するときには水晶体囊を広げるが，このときほどには注入する必要はなく，囊内よりも前房に入れるようにして，水晶体囊は少し膨れたくらいで十分である．チストトームのようなもので，後囊をひっかけて，とりかかりを作る．できるだけ硝子体を一緒に引っ張らないように後囊のみをひっかけるのがポイントである．ある程度引き裂かないと鑷子でつかめないので注意が必要である．その後，鑷子で後囊をつかみ，後囊の CCC を行う．流れやすいので小さめに作るのがポイントである．IOL を挿入する場合には，IOL 径より後囊は二回り，前囊は一回り小さいくらいの大きさを目指す(年齢が小さいほど，IOL 挿入後に残った水晶体囊が伸び，CCC 窓が拡大しやすいので注意が必要である)．最終的には硝子体カッターで大きさを整える．

5．前部硝子体切除(図 5)

25 G システムなどを用いて，サイドポートの一方からカッターを，対側から灌流を挿入し，前部硝子体，必要に応じて後囊や前囊を切除し適切な大きさに整える．左右を入れ替えながら全周に硝子体切除を行う必要があり，特に 12 時方向の硝

子体が残りやすい．また，高齢者と異なり硝子体が液化変性していないので，その部にまでカッターを進めないと切除できない．不十分であると，術後の視軸の混濁につながる．

6．IOL挿入（図6）

残存してもよい低分子の粘弾性物質を囊内に入れてから，IOLを挿入する．先行する支持部を囊内に入れて，後方の支持部は囊の上に出し，後でフックを使って囊内に入れると操作が行いやすい．

7．粘弾性物質除去（図7）

粘弾性物質を除去するが，後囊のCCCを行っているので前房圧が高くなりすぎるとIOLが硝子体腔へ移動してしまう．設定を低くして行うか，マニュアルで吸引するほうが安全である．

8．創縫合（図8）

乳幼児では，強膜の伸展性が高く，自己閉鎖を維持できないことが多い．吸収糸で縫合するほうが安全である．

術後ケア

屈折矯正や遮閉訓練などは，患児・保護者の経済的・時間的・精神的負担が大きい．ただ，このケアが適切にできないと結果は不良となる．遮閉訓練は，生後1歳までが不十分であっても，その後頑張れば視力の向上が望める場合もあり，医療者は，このことを認識し，患児・保護者を励ましながら長期にわたり継続してもらえるようにしていくことが重要である[5]．

1．炎症管理

成人例と同様に抗菌剤・ステロイド剤の点眼を短期間行い，NSAIDsの点眼を3か月程度続ける．炎症が強く，フィブリン反応が認められれば，散瞳剤の処方など瞳孔管理を行う．

2．屈折矯正

術後早期に屈折検査を行い，2歳くらい程度までは近見に合わせたコンタクトレンズ処方や眼鏡処方を行う．IOLを挿入した場合にも，遠視が残る場合には，その程度に応じて眼鏡やコンタクトレンズによる追加矯正を行う．学童期から二重焦点の眼鏡の装用を検討する．

眼球の成長が著しい2歳程度までは，数か月おきに検査を行い，コンタクトレンズや眼鏡の処方を変更することが望ましい．現実的には経済的負担も大きく，困難な場合もあるが[6]，半年に1回程度は少なくとも行うべきである．コンタクトレンズトラブルや，装用管理の困難さからコンタクトレンズが十分に装用されないときには，IOLの二次挿入（図9）を検討する．学童期以降は，他の眼合併症が生じていない場合で，IOLの囊内固定が可能な場合には，IOLの二次移植を検討してもよい．

3．遮閉訓練

片眼性や両眼性でも左右差のあった場合などでは，視力が良好と思われる眼に遮閉を行い，視機能の発達を促す．視性刺激遮断弱視が形成されてしまっている場合には，遮閉訓練を行っても効果は期待できない．ただし，視性刺激遮断弱視が強固に形成されているかどうかは，遮閉訓練前には十分に把握できず，適切な屈折矯正，遮閉訓練を行ったのちでないと実際には判断ができない．

反応が悪い場合には，患児の社会生活への影響もあることから，その実際の施行には限界も生じる．さらにコンタクトレンズ矯正の場合，その管理の大変さもあってコンタクトレンズ装用も含め継続されなくなってしまうリスクがある．

4．合併症管理

術後後期には，網膜剝離，緑内障を一定程度に生じる．特に緑内障は，手術時年齢が幼いほど，また小眼球などの眼合併症を伴っているほど生じやすく，しかも術後10年以上経過してから生じることも多い．約3～4割に生じるとされる[1～3]．角膜径が小さい場合，角膜厚が厚く眼圧が高めに検出されやすいこともあるので，眼軸長変化，乳頭変化なども合わせて診断していく必要がある．IOL挿入とは関係がないとする報告もあるが[1,2]，本邦を含めIOL眼では少ないという報告がなされている[3]．

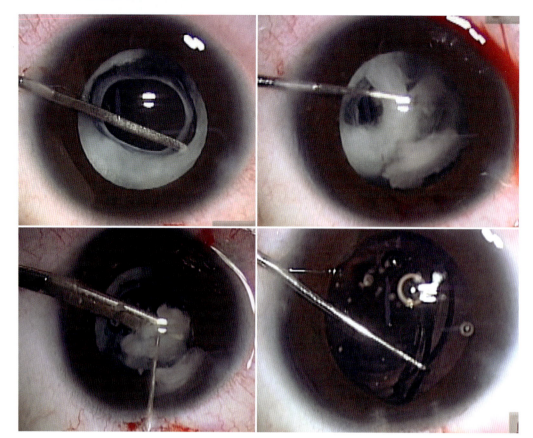

図 9. IOL 二次移植
a：前後囊癒着部解離．後囊の上にマイクロスパーテイルを入れ，前後囊癒着部を開いている．
b：粘弾性物質を赤道部に入れ，周辺部に再生した皮質を剥がし，さらにフックで中央に搔き出している．
c：灌流を止め，マニュアルで粘弾性物質下に皮質を吸引除去している．
d：IOL を囊内に入れている．

a	b
c	d

おわりに

　片眼性で，生後 4 か月くらいで臨界期を過ぎて発見された症例で手術を行った場合，適切な手術と術後ケアをある程度行っても視力予後はあまりよくないことが多い．コンタクト管理・健眼遮閉訓練などは，患児・保護者の負担も大きく，これらの重さも含め十分に考慮し，保護者とよく話し合ったうえで手術の適応を決めるべきである．また，コンタクトレンズ管理がうまくいかず，眼鏡装用もできない場合は，IOL 二次挿入も検討すべきである．

文　献

1) Lenhart PD, Lambert SR：Current management of infantile cataracts. Surv Ophthalmol, **67**(5)：1476-1505, 2022.
   Summary 新しい総説でよくまとまっている．世界の趨勢も含め標準的な治療がわかる．
2) Lambert SR：What we have learned from the Infant Aphakia Treatment Study：The 49th Annual Frank D. Costenbader Lecture. J AAPOS, **27**(5)：253-258, 2023.
   Summary Infant Aphakia Treatment Study のまとめ．
3) Oshika T, Endo T, Kurosaka D, et al：Long-term surgical outcomes of pediatric cataract-multivariate analysis of prognostic factors. Sci Rep, **13**(1)：21645, 2023.

Summary 日本の主要な施設による乳幼児の白内障の手術成績．IOL 眼のほうが緑内障の発症リスクは少なかった．

4) Bothun ED, Wilson ME, Yen KG, et al：Outcomes of Bilateral Cataract Surgery in Infants 7 to 24 Months of Age Using the Toddler Aphakia and Pseudophakia Treatment Study Registry. Ophthalmology, 128(2)：302-308, 2021.
Summary 生後 7〜24 か月までの小児白内障の手術成績．

5) Drews-Botsch C, Celano M, Cotsonis G, et al：Association Between Occlusion Therapy and Optotype Visual Acuity in Children Using Data From the Infant Aphakia Treatment Study：A Secondary Analysis of a Randomized Clinical Trial. JAMA Ophthalmol, 134(8)：863-869, 2016.

6) Vasavada AR, Vasavada V, Shah SK, et al：Five-Year Postoperative Outcomes of Bilateral Aphakia and Pseudophakia in Children up to 2 Years of Age：A Randomized Clinical Trial. Am J Ophthalmol, 193：33-44, 2018.

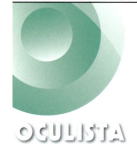

特集/徹底的に基本を学ぶ！子どもの眼の手術入門
―術前計画・麻酔・手技・術後ケア―

小児角結膜手術の術前計画・麻酔・手技・術後ケア

家室　怜[*1]　相馬剛至[*2]

Key Words：輪部デルモイド(limbal dermoid)，弱視(amblyopia)，表層角膜移植(anterior lamellar keratoplasty)，角膜混濁(corneal opacity)

Abstract：小児角結膜疾患への代表的な手術は輪部デルモイドへの表層角膜移植である．ただし，表層角膜移植は整容面の改善目的で乱視矯正効果はないため，診断した時点から継続的な弱視加療を行うことが重要である．就学前後のタイミングで全身麻酔下に表層角膜移植が行われることが多い．術中は外眼筋への牽引糸による操作が眼球心臓反射による不整脈につながることがあることに留意する．また，術直後は患児の覚醒時に興奮やせん妄での体動によって術眼の傷害が起こらないよう配慮する必要がある．小児角膜混濁への手術は，表層の沈着病変に対する角膜搔爬が比較的よく行われている．深層の角膜混濁については全層角膜移植が治療の選択肢にはなるが，小児への全層角膜移植は，手術難度が高いことに加えて術後管理も拒絶反応やステロイド緑内障によって困難を極めるため一般的には行われていない．

はじめに

小児角結膜疾患において，手術加療を要する代表的な疾患は腫瘍性疾患である．特に輪部デルモイドに対して整容面の改善を目的とした表層角膜移植(anterior lamellar keratoplasty：ALK)が行われる．その他に，角膜混濁のうち表層に限局する沈着病変に対して全身麻酔下で角膜搔爬を行うことがある．本稿では，輪部デルモイドの概説，術前計画，麻酔，実際の ALK の手術操作と術後ケアを中心に述べ，角膜搔爬についても経験症例を含めて概説する．

デルモイド(図1)

デルモイドは胎生期の第一鰓弓と第二鰓弓の形成異常により，皮膚組織が角結膜に迷入して異常分化した良性腫瘍である[1]．眼表面では輪部，結膜，角膜に発生し，輪部デルモイドの頻度が最も高い．輪部デルモイドは生下時より角膜輪部に境界明瞭な半球状の白色充実性腫瘍を認める．角膜輪部の耳下側に好発し，時に毛髪を伴う．腫瘍と接する角膜実質には，脂質沈着により黄白色の三日月状混濁を生じる．特徴的な所見から診断は容易で，生下時に指摘されやすい．病変の大きさは 5 mm 以下のことが多い．腫瘍のサイズが大きいほど角膜乱視が大きく，等価球面度数が僚眼と比較し遠視傾向が強いとの報告がある．結膜デルモイドは結膜における隆起性病変で，こちらも毛髪を伴うことがある．しばしば輪部デルモイドに合併するので，輪部デルモイドを診断したときは，

[*1] Rei KAMURO, 〒565-0871　吹田市山田丘 2-2　大阪大学大学院医学系研究科脳神経感覚器外科学講座(眼科学)
[*2] Takeshi SOMA, 同，講師

合併する結膜隆起性病変がないかを確認する．また，両側性の輪部デルモイドを認めた場合は，Goldenhar症候群の可能性を考える必要がある．Goldenhar症候群は輪部デルモイドに副耳（図2）と耳瘻孔を合併したもので，1952年にGoldenharが報告し，後に眼瞼欠損，下顎骨形成不全，脊椎異常，先天性心疾患の合併例も相次いで報告された[2]．このため輪部デルモイドと診断した際には，両側の耳，眼瞼，下顎に合併奇形がないかを肉眼的に観察する．疑わしければ他科と連携して全身検査を行う必要がある．

輪部デルモイドにおいて特に重要なことは，約半数に角膜乱視による弱視を合併することである．したがって，合併する弱視があれば，眼鏡装用と健眼遮閉による弱視治療を開始して視力予後の改善をはかる．手術加療は整容面の改善目的に行うものであり，乱視の軽減効果はほとんどない[3)4]．

術前計画

術後管理に対する本人の協力の得やすさや，患児の整容面に対する意識を考慮し，就学前の5～6歳以降に手術を行うことが多い．腫瘍が小さく外見上目立たなければ，局所麻酔が可能な年齢になってから行うこともある．術式は腫瘍切除に

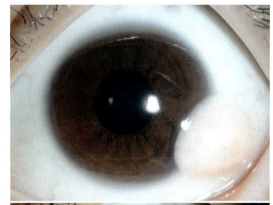

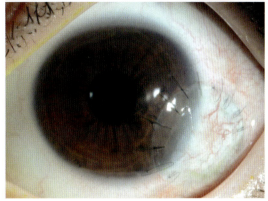

図1．輪部デルモイドに対するALK術前後
　　　左輪部デルモイド
　　　a：術前
　　　b：ALK後

ALKを併用する．これは眼球の剛性を確保することと偽翼状片を予防することを目的としている．ただし，デルモイドが小さく輪部の最周辺に限局する場合には，単純切除を選択することもあ

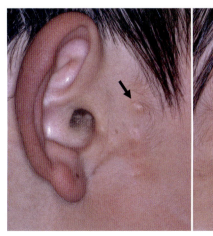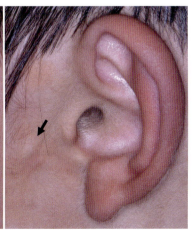

図2．Goldenhar症候群の副耳

表 1. 全身麻酔中止基準

かぜ症候群	上気道炎による 38.0℃以上の発熱では,特に緊急性のない予定待機手術は中止. 38.0℃より低くても咳嗽,鼻汁などの上気道炎症状が顕著な場合は中止.
上気道炎以外の原因による発熱	発熱自体は麻酔の禁忌とはならないが,麻酔科医師の判断を仰ぐ.
下痢・嘔吐	脱水,電解質異常,酸塩基平衡異常,末梢循環障害などをきたしやすい. 原疾患と無関係の中等度以上の下痢・嘔吐では,予定待機手術は中止.
予防接種	生ワクチン(ポリオ,麻疹,風疹,BCG,おたふくかぜ,水痘など)投与後 4 週間未満:手術を延期する. 不活化ワクチン(ジフテリア,百日咳,破傷風,日本脳炎,インフルエンザ,B 型肝炎など) 投与後 3 週間未満:手術を延期する. 手術や麻酔による侵襲で免疫が抑制され,抗体産生が不十分となる可能性がある. また,ワクチンによる発熱や痙攣などの副反応が起こる時期に手術や麻酔を行うことで,副反応の増強や生ワクチンによる感染症の発症が生じる可能性がある. ※この基準は施設によって異なることがあるため,麻酔科医師に確認しておくべきである.
急性伝染病の罹患・接触	手術を中止する.

る.この場合は,混濁の残存や偽翼状片の合併リスクを十分に説明する.

小児角結膜手術における麻酔について

全身麻酔下の手術における主治医側としての注意点を述べる.通常,眼科の角結膜手術は緊急性の低い予定待機手術である.これに際して,全身麻酔が中止となる基準(表 1)は把握しておき,保護者と共有しておかなければならない.入院時に該当する項目があると判明した場合,小児科医師,麻酔科医師と相談のうえで方針を決定する.

手術時の注意点としては,眼球への外眼筋に牽引糸をかけた際に眼球心臓反射(oculocardiac reflex:OCR)による洞性徐脈・房室ブロック,心室性期外収縮,洞房停止など様々な不整脈が起こりうる.実際に OCR が発生した場合,麻酔科医師の指示があれば,手術操作を中断する.徐脈性不整脈の場合は麻酔科医師が硫酸アトロピン 0.01~0.02 mg/kg の静脈内投与を行うこともある.

術直後は患児の視野が妨げられているため,覚醒時の興奮やせん妄が起こりやすい.カッペに手が伸びて角膜移植の移植片がずれるなどのトラブルがないよう患児の体動に注意を払う.

デルモイドへの ALK

手順はデルモイドの切除,ドナー角膜の準備およびドナー角膜の縫着である.合併する結膜デルモイドがあれば,切除と羊膜移植による眼表面再建を行う.

1. デルモイドの切除(図 3)

上下直筋に牽引糸をかけて眼球を固定した後,結膜を切開してデルモイドを露出させ,そのサイズを測定したら,腫瘍径よりもやや大きめの口径のトレパンを用いてマーキングする.この際,マニュアルタイプのトレパンにピオクタニンなどの色素をつけて行う.マーキングしたらそのままトレパンを回転させて切開するか,15°メスで垂直に切開を入れる.切開の深さは角膜および強膜の半層から 2/3 を目安とする.切開した底面の層間をゴルフメスやスプリング剪刀を用いて剥離,切除していく.ドナー角膜断端と良好な接合性を得るため,レシピエントの腫瘍切除端は角を形成するようにトリミングし,底部は均一にすることが重要である.

2. ドナー角膜の準備(図 4)

レシピエント角膜の表層切除を行ったら,ドナー角膜を人工前房に設置して円形の移植片を作製する.トレパンはレシピエント角膜のマーキングに用いたものと同径もしくは 0.25 mm 大きいものを用い,切開するときはレシピエント角膜の切除部位よりもやや厚くする.切開後,ゴルフメスを用いて層間を剥離して均一な厚さの移植片を作製する.作製した移植片とレシピエントの切除部位の接合性を確認し,必要に応じて移植片のトリミングを行う.

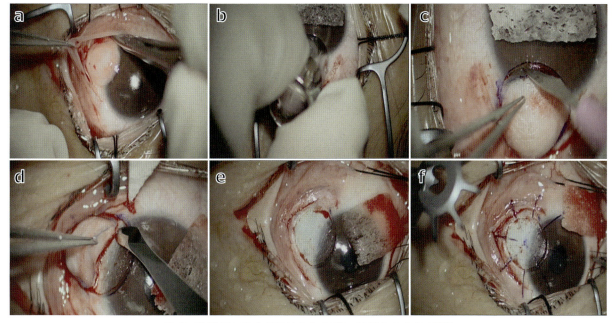

図 3. 輪部デルモイドに対する ALK ①デルモイドの切除
a：結膜切開による輪部デルモイドの露出
b：マニュアルタイプのトレパンによるマーキングと切開
c：マーキング部の角膜・強膜を 15°メスで半層まで切開
d：ゴルフメスによるデルモイドの剝離，切除
e：デルモイド切除面の整形後
f：移植片縫合部位のマーキング

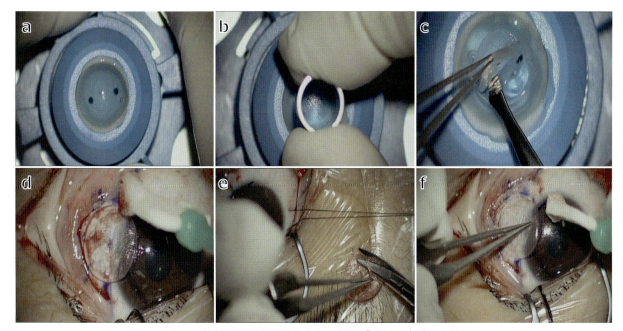

図 4. 輪部デルモイドに対する ALK ②ドナー角膜の準備
a：強角膜片を人工前房にセッティング
b：マニュアルタイプのトレパンによる角膜の切開
c：ゴルフメスで移植片を作製
d：移植片とデルモイド切除面の接合性を確認
e：移植片のトリミング
f：移植片とデルモイド切除面の接合性を再確認

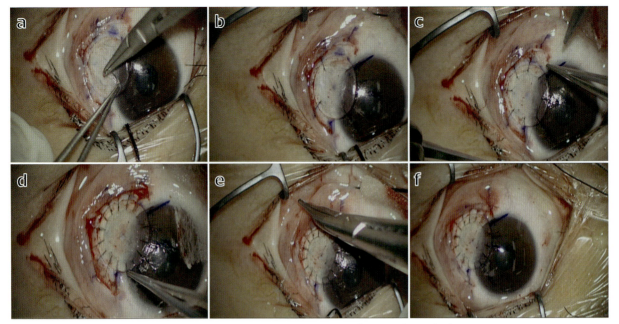

図 5. 輪部デルモイドに対する ALK ③ドナー角膜の縫着
a：10-0 ナイロン糸による移植片の縫合を開始
b：4 糸縫合後
c：8 糸縫合後，結紮部の埋没
d：16 糸縫合後，結紮部の埋没
e：8-0 バイクリルによる結膜縫合
f：ソフトコンタクトレンズを装用し，手術終了

3. ドナー角膜の縫着（図 5）

作製した移植片とレシピエントのデルモイド切除部位に 10-0 ナイロン糸を用いて 16 糸端々縫合を行い，結紮部を埋没する．切開した結膜は移植片を覆わないように 8-0 バイクリル糸を用いて縫着し，ソフトコンタクトレンズを装用して手術を終了する．なお，合併する結膜デルモイドがあれば切除を行う．ただし，外眼筋を巻き込んでいる場合は，外眼筋が損傷しない範囲で切除する．また，切除が広範囲で強膜が露出する場合は羊膜移植による眼表面再建を行う（図 6）．

術後ケア

術後に全身投与するステロイド薬の量は，ベタメタゾン 1 mg 点滴投与を 3 日間行った後，ベタメタゾン内服 0.5 mg/日を 1 週間，0.25 mg/日を 1 週間としている．術後点眼は 1.5% クラビット点眼，0.1% リンデロン点眼 各 4 回/日とし，さらにリンデロン A 軟膏 5 g を眠前 1 回点入している．

診察は移植片の上皮の状態や感染の有無，ホスト角膜とドナー角膜の接合性をチェックする．それ以外の小児特有の配慮点として，ステロイドの全身投与や点眼によるステロイド緑内障合併リスクが高いことが挙げられる．眼圧上昇があれば，内服の減量を早め，点眼薬を早期に低力価ステロイド点眼へ切り替え，リンデロン A 軟膏は終了し，必要に応じて緑内障点眼の併用も行う．幼児期〜学童期以降の手術例が多いので，術後診察の協力は得られやすい．ただし，抜糸への協力は難しいので，鎮静下に行うことが多い．術後も角膜乱視は残存するため，視機能予後を高めるために弱視治療は継続することが重要である．

小児の角膜混濁

小児の角膜混濁の原因は，先天性と後天性に分類される．先天性角膜混濁は両眼性が多く，隅角形成異常による緑内障を合併しやすい．前眼部形成異常である Peters 奇形（図 7）が比較的頻度が高い．強膜化角膜（図 8）は混濁の程度が強く，視機能発達障害が高度になりやすい特徴がある．その

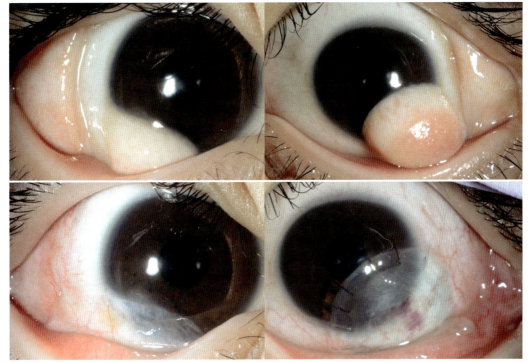

図 6. 輪部デルモイドと結膜デルモイドの合併例（a：術前，b：術後）
右眼：単純切除，結膜デルモイド切除，羊膜移植を施行
左眼：ALK，結膜デルモイド切除，羊膜移植を施行

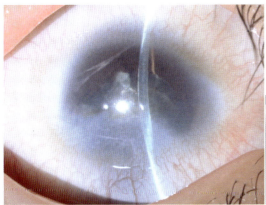

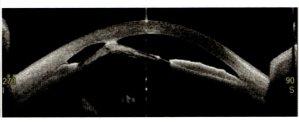

図 7.
Peters 奇形
8 歳，女児．Peters 奇形とコロボーマの合併例．
角膜後面と水晶体が癒着している．

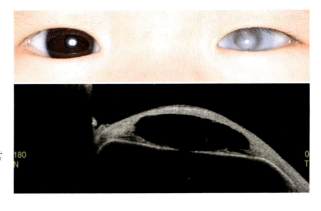

図 8.
強膜化角膜
1 歳，男児．片眼性の強膜化角膜．隅角の形成異常を伴っている．経過観察となった．

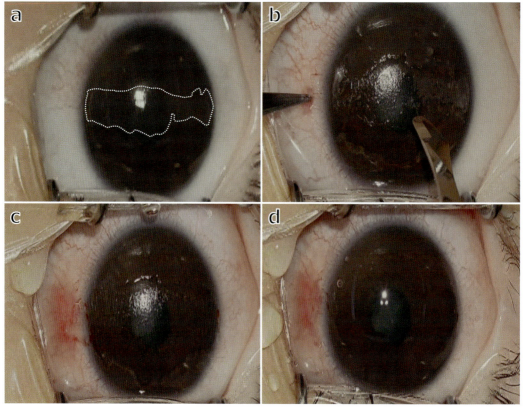

図 9．帯状角膜変性に対する角膜搔爬
a：開始時．破線部は混濁部
b：有鈎鑷子で眼球を固定し，ゴルフメスで擦過する．
c：角膜搔爬終了時
d：角膜前面に粘弾性物質を塗布し，視認性に問題がないことを確認してから白内障手術に移行した．

他に代謝性疾患(ムコポリサッカライドーシス，ムコリピドーシス)，角膜ジストロフィなどが挙げられる．代謝性疾患は，小児科ですでに確定診断されている場合が多い．角膜ジストロフィは病変と家族歴から疑い，遺伝子診断で確定する．

後天性角膜混濁の原因としては，続発アミロイドーシスやぶどう膜炎に併発する帯状角膜変性などの沈着病変，鉗子分娩による外傷や感染性角膜炎などがある．

これらの原因のうち，表層の沈着性角膜混濁への角膜搔爬は比較的頻度が高いと思われるので後述する．深層の角膜混濁については全層角膜移植が治療の選択肢になるが，小児への全層角膜移植は手術手技の難易度が高い．また，術後は成人と比較して拒絶反応が起こりやすくステロイド投与による十分な消炎が必要な一方で，ステロイド緑内障を合併しやすく，眼圧管理が困難となって緑内障手術を要することもある．最終的に術後に失明を含む重篤な転帰を辿る可能性が高いため，一般的には小児の角膜混濁に対する全層角膜移植は行われない．

沈着性角膜混濁に対する角膜搔爬

角膜上皮内や角膜上皮下の沈着病変が視軸にかかる，もしくは沈着病変によって眼表面が不整になることで視機能を妨げている場合に，ゴルフメスなどを用いて搔爬する．混濁は強固に沈着していることが多いため，有鈎鑷子で眼球を固定してからゴルフメスで搔爬する．十分に混濁が除去できたら抗菌薬眼軟膏を点入するか，治療用ソフトコンタクトレンズを装用する．搔爬部が上皮化したら軟膏やコンタクトレンズの使用は終了する．

図9は若年性特発性関節炎に伴う虹彩毛様体炎に併発した帯状角膜変性の症例である．白内障を併発していたので，全身麻酔下で角膜掻爬と水晶体再建術の同時手術を行った．通常，帯状角膜変性に対しては治療的角膜表層切除術(phototherapeutic keratectomy：PTK)を用いることが多いが，全身麻酔下ではPTKに用いるエキシマレーザー角膜手術装置のセッティングが物理的に困難であるため，角膜掻爬の適応となる．帯状角膜変性を掻爬する際に，エチレンジアミン四酢酸(EDTA)で沈着しているカルシウムをキレートさせて効率よく混濁を除去する方法[5)6)]があるが，保険適用外なので各施設の倫理委員会などの承認が必要である．

おわりに

本稿では，輪部デルモイドへのALKについて，術前計画，小児全身麻酔における主治医側の注意点，術式，術後ケアを詳述した．また，小児角膜混濁については沈着性角膜混濁に対する角膜掻爬を中心に述べた．小児の角膜混濁は非常にバリエーションに富み，紙幅の都合上，十分に解説できていないので，成書なども参考にしてさらに理解を深めていただけると幸いである．

文 献

1) Mansour AM, Barber JC, Reinecke RD, et al：Ocular Choristomas. Surv Ophthalmol, **33**：339-358, 1989.
2) Pashayan H, Pinsky L, Fraser FC, et al：Hemifacial Microsomia-Oculo-auriculo-vertebral Dysplasia：A Patient with Overlapping Features. J Med Genet, **7**：185-188, 1970.
3) 谷井啓一，羽藤 晋，横井 匡ほか：角膜輪部デルモイドの屈折異常と弱視に関する検討．あたらしい眼科，**27**：1149-1152，2010．
   Summary 42例の輪部デルモイド症例を対象に，その位置と大きさが屈折異常や視機能に与える影響を報告している．
4) 真島行彦，村田博之，植村恭夫ほか：角膜輪部デルモイド手術例の視力予後．臨眼，**43**：755-758，1989．
5) Najjar DM, Cohen EJ, Rapuano CJ, et al：EDTA Chelation for Calcific Band Keratopathy：Results and Long-term Follow-up. Am J Ophthalmol, **137**：1056-1064, 2004.
6) Jhanji V, Rapuano CJ, Vajpayee RB, et al：Corneal Calcific Band Keratopathy. Curr Opin Ophthalmol, **22**：283-289, 2011.
   Summary 帯状角膜変性における原因とマネジメントについて詳述しているレビュー論文である．

Monthly Book

OCULISTA

2023. 3月増大号

No. 120

今こそ学びたい！眼科手術手技のABC

編集企画
太田 俊彦
順天堂大学医学部附属静岡病院特任教授

2023年3月発行　B5判　166頁
定価5,500円（本体5,000円＋税）

代表的な眼科手術手技の基本について丁寧に解説された本特集は、これから学ぶ方はもちろん、専門外の手術を知りたい方にもおすすめの一冊です！

目次

- 針と麻酔の科学
- 術者と術野の消毒，感染予防・治療対策
- 眼瞼手術
- 霰粒腫手術
- 涙道内視鏡手術
- 涙嚢鼻腔吻合術
- 翼状片手術
- 斜視手術
- 角膜手術
- 白内障手術
　―超音波乳化吸引術（PEA）、後嚢破損時の対処法―
- 白内障手術
　―特殊症例：散瞳不良・小瞳孔例、チン小帯脆弱・断裂例―
- 白内障手術
　―IOL 二次挿入術・27G 鑷子を用いたレンズ強膜内固定術―
- 緑内障手術―トラベクレクトミー―
- 緑内障手術―低侵襲緑内障手術（MIGS）―
- 緑内障手術―チューブシャント手術―
- 網膜硝子体手術―裂孔原性網膜剝離―
- 網膜硝子体手術―黄斑手術―
- 網膜硝子体手術―増殖硝子体網膜症―
- 眼窩手術
- 屈折矯正手術―LASIK&ICL―

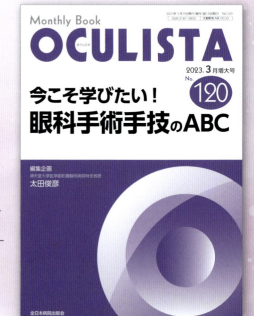

全日本病院出版会
〒113-0033　東京都文京区本郷 3-16-4　Tel：03-5689-5989
www.zenniti.com　Fax：03-5689-8030

特集／徹底的に基本を学ぶ！子どもの眼の手術入門
―術前計画・麻酔・手技・術後ケア―

小児緑内障手術の術前計画・麻酔・手技・術後ケア

松下賢治*

Key Words: 小児緑内障(children glaucoma)，鎮静(sedation)，examination under anesthesia：EUA，眼圧測定(intraocular pressure measurement)，隅角手術(angle surgery)，チューブシャント術(tube-shunt surgery)

Abstract：眼圧下降を目指す点では小児緑内障手術は，成人のそれと変わらない．しかし，発症時期と治療時期が眼球成長の途上にあること，発生異常を伴うことが多いことなどから，成人とは解剖学的にも組織性状的にも異なる点があり，さらに低年齢であることによる周術期管理の難しさから，手術の術前計画・麻酔・手技・術後ケアのいずれにおいても，その特性を理解する必要がある．小児期は眼圧のコントロールに加えて，形態変化にも注意する必要があり，現在の緑内障診療ガイドラインでは，この形態変化に注目したWGAの小児緑内障の定義を採用している．本稿では，その変更点を踏まえ，小児緑内障手術を施行する際に，術前計画・麻酔・手技・術後ケアについて，注意すべき成人と異なる点について概説したい．

術前計画

小児緑内障の発症頻度は人種・地域によって異なるが，本邦では原発先天緑内障が3.4万人に1人とされ，男児に多く両眼性が多いと報告される．非常に稀な疾患で，診断においては病態と臨床上の特徴をしっかりと理解しておく必要がある．特に，小児期は眼球の形成時期であり眼圧のコントロールに加えて，形態変化にも注意する必要がある．現在の緑内障診療ガイドラインでは，この形態変化に注目したWorld Glaucoma Association(WGA)の小児緑内障の定義を採用している(表1，2)[1)2)]．

まず，3歳頃までの原発先天緑内障では眼球組織の伸展性のため眼圧上昇により眼球組織が伸び，角膜径の拡大・眼軸長の伸長を生じる．角膜径の拡大によりDescemet膜破裂が生じると，角膜浮腫を起こしHaab線を残す(図1)．これは，牛眼(buphthalmos)と呼ばれる小児緑内障に典型的な形態的特徴である．角膜混濁と角膜浮腫により，3徴と呼ばれる①流涙，②羞明，③眼瞼痙攣といった症状で来院されることが多いとされるが，実際には3徴とも備えた例は減っている．次いで，4歳以降に発症する若年開放隅角緑内障は，眼球の発育により眼球組織は強固となり，角膜径の拡大・眼軸の伸長が生じにくいが，症状も出にくいため，逆に診断が難しくなる．

これら視診の後，成人と同様に眼圧測定は必須であり，次いで隅角鏡検査と眼底検査が続くが，角膜混濁がある場合はこれらの観察は困難になる．眼底所見が取れる場合，成人と比較して篩状板が脆弱で高眼圧による陥凹拡大が同心円状に生じる．眼圧測定や視野評価が困難で信頼性がかけ

* Kenji MATSUSHITA, 〒565-0871 吹田市山田丘2-2 大阪大学大学院医学系研究科脳神経感覚器外科学講座(眼科学)，准教授・病院教授

表1. World Glaucoma Association(WGA)における小児緑内障の診断基準

緑内障の診断基準(2項目以上)
・眼圧が21 mmHgより高い(全身麻酔下であればあらゆる眼圧測定方法で). ・陥凹乳頭径比(cup-to-disc ratio：C/D比)増大の進行，C/D比の左右非対称の増大，リムの菲薄化 ・角膜所見(Haab線または新生児では角膜径11 mm以上，1歳未満では12 mm以上，すべての年齢で13 mm以上) ・眼軸長の正常発達を超えた伸長による近視の進行，近視化 ・緑内障性視神経乳頭と再現性のある視野欠損を有し，視野欠損の原因となる他の異常がない
緑内障疑いの診断基準(1項目以上)
・2回以上の眼圧測定で眼圧が21 mmHgより大きい ・C/D比増大などの緑内障を疑わせる視神経乳頭所見がある ・緑内障による視野障害が疑われる ・角膜径の拡大，眼軸長の伸長がある

(文献2より転載)

表2. 小児緑内障の原因による細分類

原発小児緑内障(primary childhood glaucoma) 　・原発先天緑内障(primary congenital glaucoma) 　　強度の隅角形成異常による誕生直後または生後早期からの高眼圧で牛眼など眼球拡大を生じるもの 　・若年開放隅角緑内障(juvenile open angle glaucoma) 　　軽度の隅角形成異常のため眼球拡大を来さず発症の遅れるもの 続発小児緑内障(secondary childhood glaucoma) 　・先天眼形成異常に関連した緑内障(glaucoma associated with non-acquired ocular anomalies) 　・先天全身疾患に関連した緑内障(glaucoma associated with non-acquired systemic disease or syndrome) 　・後天要因による続発緑内障(glaucoma associated with acquired condition) 　　外傷，副腎皮質ステロイド，ぶどう膜炎，未熟児網膜症など後天要因による緑内障 　・白内障術後の緑内障(glaucoma following cataract surgery) 　　後天要因のなかでも頻度が高い白内障術後に発症する緑内障

(文献2より引用)

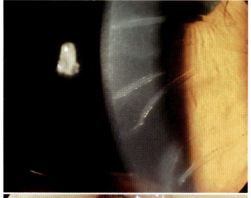
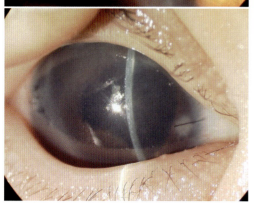

図1. Haab線と角膜浮腫

る小児緑内障では診察所見は重要であるが，成人と比較して診察が困難で，落ち着いた環境で診察し，正確な眼圧測定を心がけ，角膜径，角膜厚(角膜浮腫の程度)，視神経乳頭陥凹の拡大/縮小，眼軸長といった客観的指標を加えた総合的診断が重要となる(図2)．

麻酔とEUA(examination under anesthesia)

3歳未満の患児では，鎮静や全身麻酔が必要となることがある．全身麻酔を安全に施行するためには麻酔科による協力が必要で，日常診療では鎮静が主に用いられる．1歳未満の小児にはトリクロホスナトリウム(トリクロール®シロップ，以下トリクロ)により鎮静を行い，1～3歳ではトリクロに加え抱水クロラール(エスクレ®坐剤)を用いると多くの症例で有効である．しかし，鎮静では

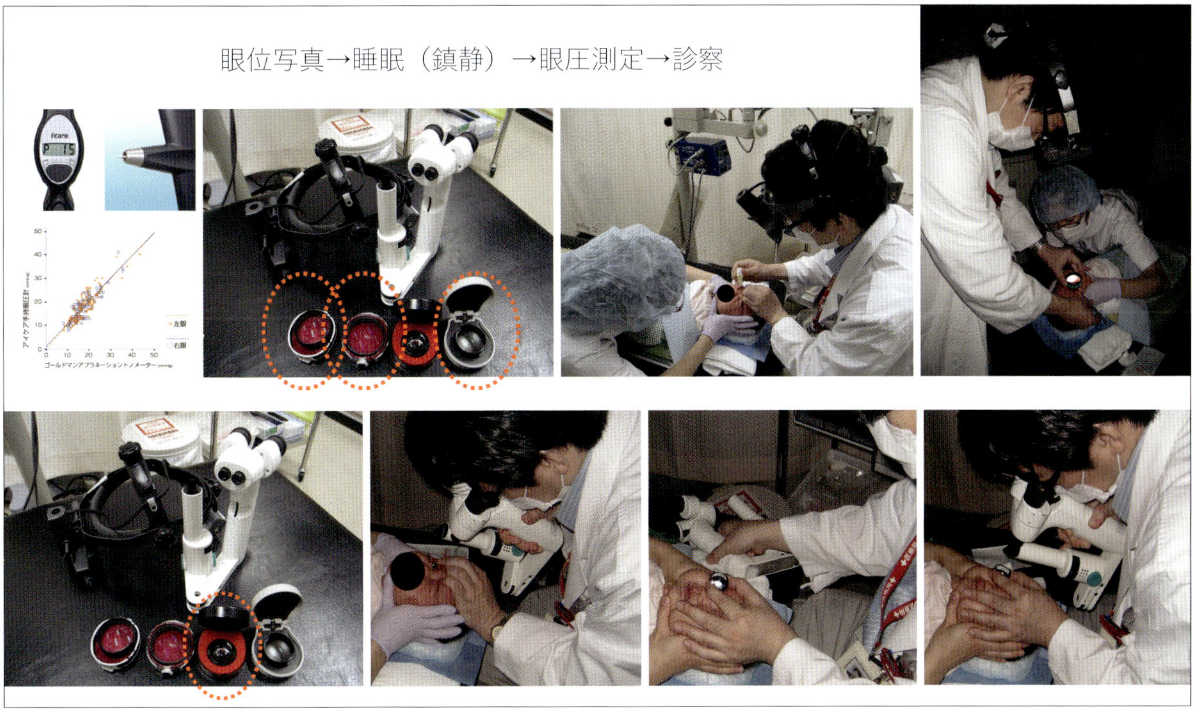

図 2. 普段の診察

呼吸抑制が生じる可能性があり，特に 4 か月未満の代謝の遅い月齢では使用を避けるほうが安全で，それ以降の月齢で使用する場合でも事前の保護者への十分な説明が大切である．3 歳以降では，患児とコミュニケーションをはかりながら鎮静なしで診察を行うことも可能になってくる．緑内障の治療において重要となる眼圧管理であるが，小児の場合は眼圧測定が困難な場合が多い．そのため，鎮静をかけて安静時の眼圧を測定する．鎮静時は若干，平常眼圧より低くなっていることに留意する．使用する眼圧計として Goldmann 圧平眼圧計，TONO-PEN®，iCare rebound tonometer（以下，iCare），Perkins 手持ち圧平眼圧計など様々なものが普及しているが，小児においては年齢に応じた適切な使い分けが必要である．緑内障における眼圧測定のゴールドスタンダードは Goldmann 圧平眼圧計であるが，小児緑内障では施行が困難なことが多い．iCare は小児に対するストレスが少なく短時間で終了するため用いやすい．しかし，iCare は Goldmann 圧平眼圧計と比較して乖離がある傾向があり，注意が必要である．5～6 歳頃から Goldmann 圧平眼圧計での測定に慣れるためにも外来の際に試みる機会をつくっていくことも，その後の診察・治療に重要である．

全身麻酔下であると，日常診療よりも正確な判断ができるため，EUA（examination under anesthesia）が推奨される[3]．当科では外来で手術が必要と判断した場合または判断できない場合には，全身麻酔下で EUA を行い，眼圧と眼球形態の正確な測定値を得る（図 3）．

手技・術後ケア

1．隅角手術

小児緑内障は隅角発達が未熟で，そこに強い房水流出抵抗があるという仮説から，経験的に隅角を切開する手技が奏効し，治療の第一選択とされてきた[4)5]．手技には，外側からアプローチする線維柱帯切開術と，内側からアプローチする隅角切開術とがある．隅角切開術は結膜を温存できる反面，隅角鏡で切開部を正確に観察する必要があり，角膜の透明性が必要である．しかし，原発先天緑内障ではしばしば角膜が混濁しており，角膜の透明性に依存しない線維柱帯切開術のほうが，適応が広く本邦ではこちらが普及している[6)7]．混濁のない，先天緑内障と若年開放隅角緑内障の場合は，成人と同様の隅角切開術が適応され，最近

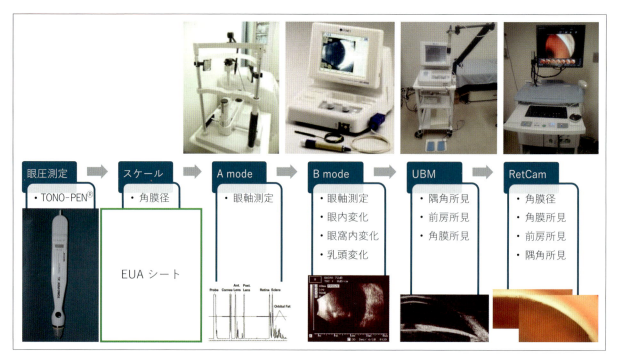

図 3. EUA の流れ

では線維柱帯切開術，眼内法（マイクロフックロトミー）も適応と思われるが，慎重論もある．

1）線維柱帯切開術（図 4）

＜術　式＞

①全身麻酔下で行う．術前に 1～2％のピロカルピン点眼で縮瞳する．

②初回はスペースが十分にある上方あるいは側方から円蓋部基底で結膜切開を行う（上方では線維柱帯切除術へのコンバートが可能である）（図4-a）．輪部より縦に強膜切開を加え，四角形の強膜弁を作成する（図 4-b）．発達緑内障では角膜径拡大に伴い角膜周辺と輪部が伸長しているため，解剖学的構造が大きく変形しており，しばしば予想よりかなり後方にシュレム管が位置している（図 4-c）．結膜切開施行後に真の解剖的輪部を同定していると，成人との差異は少ない．弁は横 4 mm が確保されているとトラベクロトームの挿入が双方に容易である．小児の強膜は非常に薄く，強膜弁にある程度厚みがないと強膜縫合で縫合不全が起こりやすい．しかし全層では強膜岬が薄くなり，シュレム管の同定がより難しくなるため注意を要する．

③二重強膜弁作成は困難であることが多いが，作成できればシュレム管同定が容易になる（図 4-d）．

④シュレム管同定作業は本術式で最も難しいパートであるため，術者により様々な工夫がなされている．当科では強拡大下で強膜岬前方に横切開を加え，シュレム管外壁を開放する（図 4-e）．シュレム管からは房水がにじみ出てくる．時に血液が混じる．この時点でシュレム管の同定ができない場合，別の方策（例えば，線維柱帯切除術）を考えねばならない．他に，強拡大下で強膜岬を含む縦切開により強膜輪部結合部を同定する方法や，輪部よりも外眼筋付着部の変形が少ないことに注目した筋付着部からの同定を試みる報告がある．

⑤同定されたシュレム管にトラベクロトームを両側に挿入し（図 4-f），Posner 隅角鏡で確認する（図 4-g）．角膜混濁が強い場合は観察できないがトラベクロトームの挿入位置で確認する．

⑥トラベクロトームを回旋し，線維柱帯を内側切開する（図4-h, i）．7 割くらいのトラベクロトームが見えた時点で，逆サイドの切開を始める．切開後，前房に逆流性出血が観察される．

⑦強膜縫合は 10-0 ナイロンで，結膜縫合は 10-

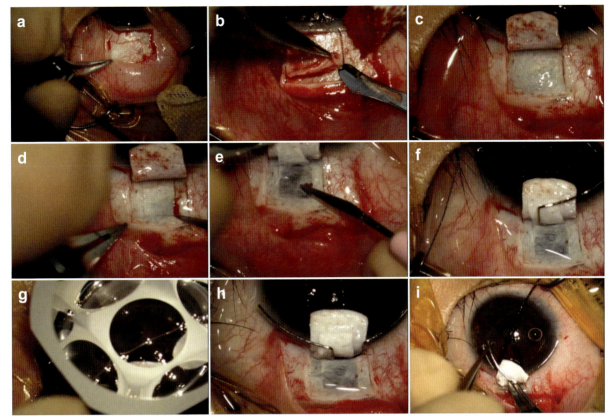

図 4. 線維柱帯切開術

0バイクリルで縫合し終了する. 小児の強膜は薄く, 強く縫合しないと漏れ, 術後低眼圧が起こる. 特に, 硝子体術後続発緑内障では術後低眼圧による駆出性出血に注意したい(図5-a, b).

線維柱帯切開術の合併症は成人に準じ, 最も多い合併症は前房出血であるが, しばしば術後1週間で消失する. 小児特有の注意点は縫合不全による術後低眼圧で, 脈絡膜剝離や駆出性出血に留意する. そのため, 術後管理では啼泣を避け, 十分な鎮静下で診察を行うことが肝要である. また, 小児の眼圧は正確に測定できないため, 角膜厚や眼軸長により眼圧下降が十分かを判断する.

2. 濾過手術

隅角手術が奏効しなかった, あるいは奏効しないことが予測される難治症例に対しては濾過手術が考慮される[8]. しかし, 小児では術後管理期間が極めて長期となり, 代謝拮抗薬の併用のリスクが成人より高く, 一方でしばしば術後管理が難しいことから通常第一選択にはならない.

1) 線維柱帯切除術 (図5)
<術　式>

①全身麻酔下で行う. 1〜2%ピロカルピン点眼液で縮瞳する.

②成人と同様に円蓋部基底結膜切開, 強膜弁作成を行う. 小児の強膜は薄く, 強度も弱く, 牛眼の影響で変形が加わっており, 扱いが難しい(図5-a). 二重強膜弁作成は困難であることが多い. 薄いフラップを作成すると術後低眼圧が非常にひどくなるので, できるだけ厚いフラップを作成する(図5-b).

③同じ理由で強膜窓も大きくせず, 十分フラップで覆う(図5-c). レーザースーチャーライシスなどの眼圧調整が困難のため, 強膜縫合を強くしたくないが, 術後低眼圧が起こらないように術中調整を入念に行う. 逆に強膜縫合をタイトにして術後リリースする方法が選択されることがある(図5-d). 状況に応じて, 前房および硝子体腔を保つために粘弾性物質を留置したり, 毛様体弛緩

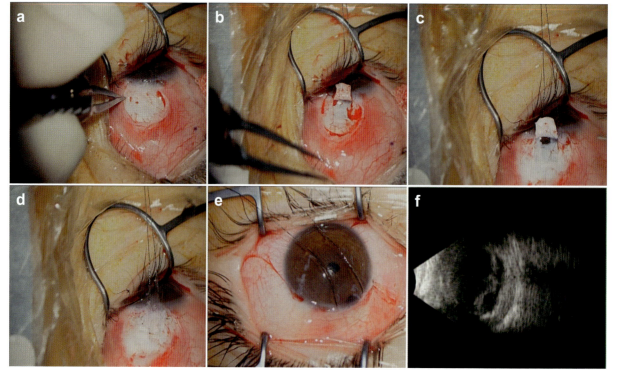

図 5. 線維柱帯切除術

薬を術後使用したりして浅前房を防ぐことがある．

④術後低眼圧は致命的であるため，結膜縫合にも漏れがないように十分注意する．この観点から，術者によっては輪部基底結膜切開を選択することもある．一方，抜糸ができないため 10-0 バイクリルなどの吸収糸で縫合する(図 5-e)．

⑤小児の術後炎症は強く濾過胞の癒着を防ぐには代謝拮抗薬の使用は必須である．しかし，結膜の菲薄化は虚血性濾過胞の危険因子で，晩期合併症の房水漏出，外傷による破裂，眼内炎の高いリスクを持つことになり，否定的な意見もある．

線維柱帯切除術は術後管理により術式が完成する．小児は成人のように術後管理が容易ではなく結果が不安定である(図 5-f)．近年の報告ではマイトマイシン C(MMC)併用線維柱帯切除術は否定的で，MMC 非併用線維柱帯切除術あるいはインプラント挿入術の適応が勧められている．

2) 緑内障治療用インプラント術(図 6)

隅角手術や濾過手術が奏効しない症例，あるいは奏効しないことが予測される難治症例が適応となる[9]．本邦ではBaerveldt緑内障インプラントが平成24年度より保険収載され，これまで選択肢が少なかった難治性小児緑内障への応用が期待されている．面積の大きいものほど眼圧下降作用が強いとされる．牛眼症例では成人と同様のサイズが入るが，眼窩のサイズや結膜伸展性から限界があり，Baerveldt では 250 mm^2 が良い適応と思われる．小眼球症例ではBaerbeldtには適切なサイズがなく，プレートの両端を切って用いることもできる．

<術　式>

①全身麻酔で行う．結膜は 2 直筋にまたがる程度開く(図 6-a, b)．

②2 直筋を剝離し挿入スペースを十分に確保する(図 6-c)．

③チューブのプライミングにより通水を確認し(図 6-d)，チューブ結紮により完全に閉塞する(図 6-e)．

④プレートを挿入する(図 6-f, g)．鼻側への挿入は好ましくない．スペースが狭く，特に小児では奥でプレートが視神経に接触するおそれがある．特に縦に長い Ahmed タイプは注意を要する．

⑤プレートの固定は非吸収糸 9-0 ナイロンで行う(図 6-l)．輪部から 7〜8 mm に固定するが，牛

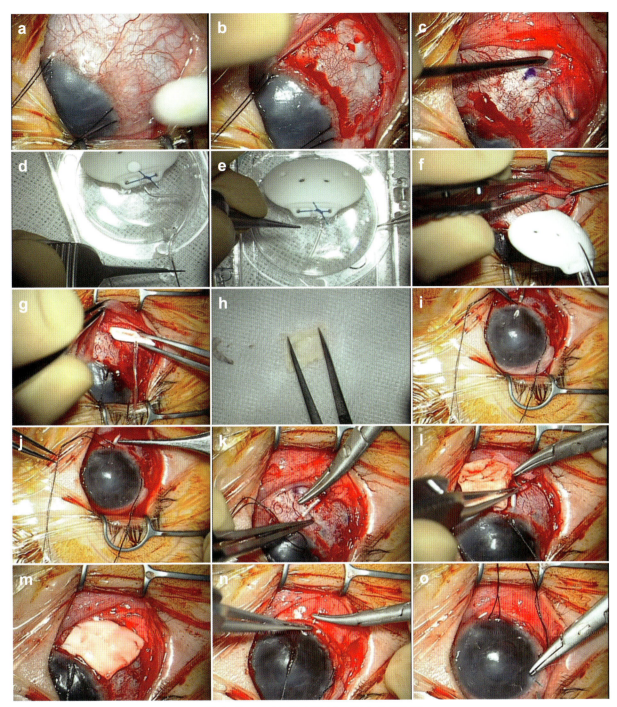

図 6. Baerveldt 緑内障インプラント挿入術

眼では成人と同様 10 mm で良い．チューブの挿入は角膜と虹彩，水晶体との接触および眼球の成長を考慮する必要がある．少し長めに留置するが，術後長期にわたるとチューブの前方回旋による角膜内皮障害やチューブ露出の原因となる．

⑥23 G 針で輪部より後方 1.5 mm に前房穿刺し（図 6-i），チューブを挿入する（図 6-j）．小児例では周辺虹彩前癒着が高いことが予測され，虹彩に当たる場合は少し前目に再度前房穿刺を行うか，後房への挿入を試みる．チューブは 9-0 ナイロンでゆるく固定する．Sherwood slit を 2 か所作成する（図 6-k）．

⑦移植強膜片を準備する(図6-h).脈絡膜組織を除去し適当なサイズ(6×6 mm)にトリミングする.小児は強膜が薄く,牛眼ではさらに伸長していることから,チューブを自己強膜フラップで覆うことは危険であり,強膜移植の併用が望ましい.チューブを十分覆い,強膜片を縫合する(図6-m).

⑧10-0バイクリルで結膜縫合する(図6-n).

合併症では,小児は成人より創傷治癒が強く,眼圧が再上昇する例がある.その他,チューブ関連合併症が最も多い.チューブ閉塞,虹彩と硝子体でブロックされることがある.

⑨小児の術創は閉鎖しにくいのでサイドポートも縫合する(図6-o).

3. その他

毛様体破壊術は,インプラントが本邦で保険収載されるまでの切開術と濾過手術が奏効しない症例に適応されてきた.現在は,さらにインプラント術が奏効しない症例ないし,失明するも眼痛がある症例に適応が限られる.近年は安全性の高いマイクロパルスレーザーが導入され,小児への適応が広まっているが,長期の安定性は十分にはわかっていない.

文 献

1) World Glaucoma Association：Childhood Glaucoma. The 9th Consensus Report of the World Glaucoma Association(Weinreb RN, Grajewski AL, Papadopoulos M, et al(eds)). Amsterdam：Kugler Publications, pp. 1-270, 2013.
   Summary 小児緑内障の定義を変えた歴史的文献.
2) 日本緑内障学会緑内障診療ガイドライン改訂委員会：緑内障ガイドライン(第5版).日眼会誌, **126**(2)：85-177, 2022.
3) Sampaolesi R, Zarate J, Sampaolesi JR：The Glaucomas vol 1 Pediatric Glaucomas. Springer, 2009.
4) Hoskins HD Jr, Shaffer RN, Hetherington J：Anatomical classification of the developmental glaucomas. Arch Ophthalmol, **102**：1331-1336, 1984.
5) Ou Y, Capliori J, Glaucoma surgery. Dev Ophthalmol, **50**：157-172, 2012.
6) 北澤克明：小児の緑内障.緑内障.医学書院, pp. 283-304, 2004.
7) 布田龍佑, 白土城照, 山本哲也：4. 疾患別の隅角所見. C. 先天緑内障. 隅角アトラス(北澤克明編). 医学書院, pp. 48-57, 1995.
8) 仁科幸子, 東 範行：小児の緑内障治療. あたらしい眼科, **29**：7-12, 2012.
9) 千原悦夫：緑内障チューブシャント手術のすべて. メジカルビュー社, 2013.

特集/徹底的に基本を学ぶ！子どもの眼の手術入門
―術前計画・麻酔・手技・術後ケア―

小児硝子体手術の術前計画・麻酔・手技・術後ケア

近藤寛之*

Key Words： 小児(child)，硝子体手術(vitreous surgery)，網膜剥離(retinal detachment)，強膜輪状締結(scleral encircling)，水晶体切除(lensectomy)，未熟児網膜症(retinopathy of prematurity)

Abstract： 小児の硝子体手術症例は，遺伝性や先天性の疾患に併発することが多く，病態が多様であり，治療方法が疾患や病態，時期によって異なる．網膜剥離の症例では治療が困難となる症例が多く，再発などによって複数回の手術を要することも稀でない．診断の遅れで難治化している場合も多く，視力の回復に制限のある場合もある．一方で成人と比べ，期待以上に視力が向上する症例もある．治療を成功させるには術前評価を上手に行うこと，手術前には術式の選択を含む綿密な治療計画を策定すること，術後管理のポイントを押さえておくことが重要である．遠隔地でのフォローが必要となる症例も多いので連携の方法にも工夫が必要である．

はじめに

小児の硝子体手術症例の特徴としては，遺伝性の網膜疾患や先天性の眼異常に併発することが多いこと，病態が多様であり治療方法が疾患・病態によって異なること，病態によっては治療適応が明確でない症例や術式が十分に定まっていない疾患があることが挙げられる．特に網膜剥離の症例は治療が困難となる症例が多く，再発などによって複数回の手術を要することも稀でない．小児では診断の遅れで重症化，難治化している場合も多い．一方で成人と比べ，期待以上に視力が向上する症例もある．また，治療施設が限られ，遠隔地でのフォローが必要となり，連携の方法にも課題がある．

このような問題点から，手術を計画するにあたって，術中・術後，そしてフォローを俯瞰して最も効果的な方法を選択する必要がある．小児網膜の手術では"less is more(やりすぎるよりやり足りないほうが良い，やりすぎは禁物)"という格言がある．術中の網膜裂孔の形成で修復困難な網膜剥離に陥る症例もある．手術の遂行には常に慎重にアプローチし，病態の増悪を防ぐように配慮しつつ手術を計画する．

小児網膜手術の特殊性

小児で網膜手術を要する疾患は多様であるが，大きく分けて網膜剥離性疾患と硝子体出血などの混濁病変がある．発症年齢も様々であり，乳幼児から学童期，さらに成長した児に分類され，病態や手術アプローチが異なる．視力予後については他眼の視力の良い症例や乳幼児(年齢が小さい)ほど不良である．片眼性の場合，視力の回復が困難と思われる症例では手術適応とならないこともある．病態の進行度合いも重要であり，慢性化し，進行した症例では手術が困難である．

網膜剥離性疾患は，乳児期には眼内血管増殖性病変によって牽引性網膜剥離をきたす疾患とし

---

* Hiroyuki KONDO, 〒807-8555 北九州市八幡西区医生ヶ丘 1-1 産業医科大学眼科学教室，教授

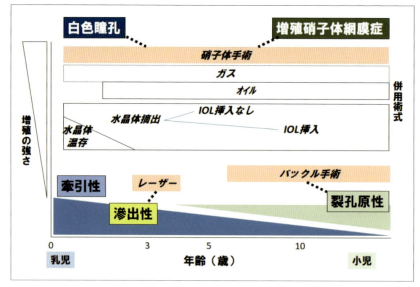

図 1. 家族性滲出性硝子体網膜症の時期と病像からみた治療方法
乳幼児期は牽引性または滲出性網膜剝離が主体であり，学童期(6歳)以降より裂孔原性網膜剝離の症例が増加する．増殖の強さに応じて，硝子体手術やバックル手術を選択する．

(文献1の p.253，図17-9 より許諾を得て再掲)

て，未熟児網膜症や家族性滲出性硝子体網膜症，色素失調症，胎生血管系遺残(第一次硝子体過形成遺残)などが知られている．滲出性網膜剝離の代表的な疾患にはCoats病がある．裂孔原性網膜剝離は比較的年齢が高い小児に起こりやすく，代表的な疾患には家族性滲出性硝子体網膜症やStickler症候群がある．

術後管理は成人と比べて問題点が多い．腹臥位などの体位を指示することは難しい．成人よりも炎症が出やすく，フィブリン析出による瞳孔閉鎖など前眼部の炎症の管理が必要である．シリコーンオイルを用いると，オイルの前房への迷入によって眼圧上昇などの合併症を生じる危険性がある．

同じ疾患であっても，年齢や病状により手術適応や術式が異なる．家族性滲出性硝子体網膜症では乳児期には主に牽引性網膜剝離が，成長した児では裂孔原性網膜剝離が治療対象であり，術式やアプローチが大きく異なる(図1)[1]．胎生血管系遺残では網膜剝離の有無によって術式が異なる．網膜剝離がなく，眼内増殖組織や硝子体動脈の遺残が視軸を障害している場合には，これらの組織を切除または切断する[2]．

先天網膜分離症では網膜剝離や硝子体出血を併発した場合には手術を行うが，網膜分離そのものには必ずしも治療適応は定まっていない．周辺の網膜分離の進行による視力の低下や黄斑部を覆うような高度な網膜分離は手術適応と考えられる[3]．黄斑分離そのものに硝子体手術(膜除去)を行うかは意見の統一がない[4]．

術前診断と術式の選択

1．術前所見

年少児では眼底所見や細隙灯顕微鏡所見の把握が困難なことが多い．乳幼児はベッドに固定して開瞼器をつけて診察することができる．3歳前後で聞き分けがよくなれば，広角眼底カメラで眼底を撮影して周辺の病変を把握できる．OCTもそれほどまぶしくなく，短時間で撮影できることから比較的小さい子どもでも撮影することができる．網膜剝離や硝子体出血・混濁の病態の把握には超音波Bモード検査が有用である(図2)[5]．

手術適応を判断するために外来で十分な評価が行えない場合は，全身麻酔下で検査を行うこともためらってはならない．

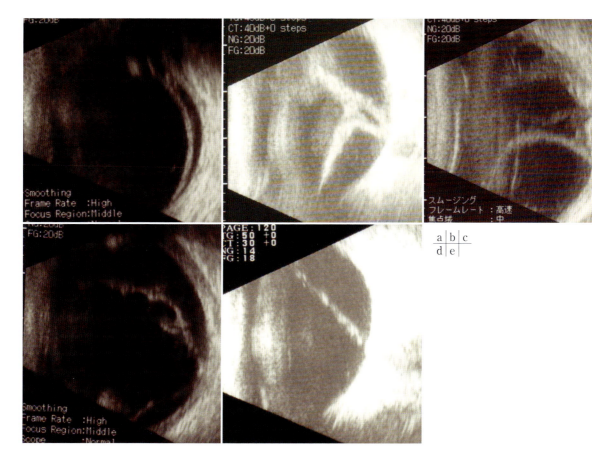

図 2. 超音波 B モード検査による網膜所見の診断
a:家族性滲出性硝子体網膜症硝子体手術後(10歳)の牽引性網膜剝離の残存
b:瘢痕期未熟児網膜症での牽引性網膜剝離の再燃(6歳)
c:先天白内障・緑内障術後の網膜剝離と脈絡膜剝離(5歳)
d:家族性滲出性硝子体網膜症の裂孔原性網膜剝離の増殖硝子体網膜症への進行(12歳)
e:先天網膜分離症の網膜分離所見(4歳).網膜剝離との鑑別が必要である.
(文献5の図1〜5より許諾を得て再掲)

2. 術式選択

1) 水晶体の処理

手術の計画を立てる際に水晶体を切除するか,温存するかは重要な問題である.乳幼児の場合,片眼症例で水晶体切除を行うと無水晶体性の弱視となりやすい.また乳児では水晶体切除によって続発性緑内障を生じる可能性があり,できる限り水晶体は温存したほうが良い.ただし,水晶体後面に増殖組織が形成される,いわゆる白色瞳孔を伴う網膜剝離眼では水晶体切除が必要である.

水晶体切除の目的には周辺部硝子体の十分な郭清も含まれる.3歳以降であれば眼内レンズ挿入(同時手術)も選択肢となる.眼内レンズ挿入は術後の屈折矯正に有用であるが,シリコーンオイルタンポナーデ時の前房へのオイルの脱出による眼圧上昇や角膜虹彩癒着の予防にもつながる.一方,小児疾患では術後に炎症が生じやすく,眼内レンズを挿入しなくとも強い炎症を生じ,フィブリンの析出や瞳孔閉鎖をきたすこともある(図3)[6].このような症例では眼内レンズを挿入すると一層炎症を生じ術後の眼底管理が困難となる.網膜剝離の治療が落ち着いたところで二期的に眼内レンズを挿入する選択肢もある.難治症例では眼内レンズを初回から挿入するか,後から移植するか,後嚢あるいは前嚢を切除,あるいは温存するかは入念な評価が必要である.

2) 眼内タンポナーデ物質の選択

網膜剝離眼であれば手術終了時にタンポナーデ

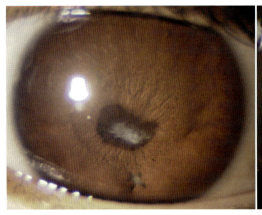
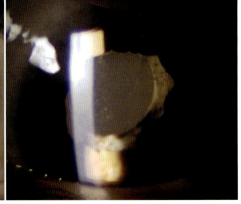

図 3. 水晶体切除による高度な炎症と瞳孔閉鎖　　　　　　　　　a|b
a：Coats 病の全剝離症例で水晶体切除併用硝子体手術・ガス注入術を行ったところ，フィブリン析出によって瞳孔閉鎖を起こした．
b：再手術によって瞳孔形成を行い，眼底の透見は回復した．
（文献 6 の図 6 より許諾を得て再掲）

物質を眼内に留置する．空気や長期滞在性のガス（SF_6ガスまたはC_3F_8ガス），シリコーンオイルがある．タンポナーデ物質の選択はどのくらい長期間網膜剝離の治療が必要か，あるいは腹臥位ができるかどうかで判断する．裂孔の位置（上方か下方か）によって気体を用いるかどうかも変わってくる．一般的には，小児の場合には体位制限ができないのでシリコーンオイルを留置するケースが多い．ただし，朝顔症候群では視神経乳頭陥凹部裂孔よりシリコーンオイルが網膜下に迷入する可能性があるので，使用には注意が必要である．

液体パーフルオロカーボンを一時的に眼内に留置し，短期間（2 週間程度）で抜去する方法もある[7]．下方に網膜裂孔がある場合や，乳児で体動の少ない症例には効果的である．ただし，網膜毒性も報告されており適応は限られている．

3）バックリング・強膜輪状締結術の選択・併用

未熟児網膜症や家族性滲出性硝子体網膜症では周辺部に牽引性網膜剝離が限局していれば硝子体手術でなく，バックリングや強膜輪状締結術を行う症例もある．ただし，乳児では強膜輪状締結術によって近視が進行しやすいので，網膜剝離が鎮静化した場合には術後 3 か月を目処にバックル材料を摘出する．

小児では硝子体剝離が起こりにくく，未熟児網膜症や家族性滲出性硝子体網膜症では周辺部に病変が存在するので硝子体手術の併用術式として強膜輪状締結術を併用する症例も多い．

比較的成長した症例で裂孔原性網膜剝離を生じた場合にも，成人の裂孔原性網膜剝離の術式に準じてバックリングを行う．必要なら冷凍凝固による網膜凝固や経強膜的網膜下液の排液を行う．

麻酔と手術の実際

小児では通常全身麻酔で手術を行う．乳児の手術ではからだが小さく，いろいろな配慮が必要である．頭が相対的に大きいので，眼球をフラットに保つことが難しければ頭台で固定するなど工夫が必要である．手の動きを安定させるのに頭の周囲に手台を取り付けるのも良い．術野を確保するのは必ずしも容易ではなく，大人のように患者に頭を動かしてもらうこともできない．術中にベッドごと回転するなどして，眼球の向きを調整しても良い．

1．硝子体手術の強膜創作成

乳児では瞼裂が狭いために硝子体手術の強膜創の作成が困難なことが多い．必要に応じて外眥切開を行う．強膜創を作る場所は慎重に選択する[8)9)]．乳児の眼球は発達途上であり，毛様体が未発達である．未熟児網膜症の急性期などでは，強膜創は水晶体を損傷しないように注意しながら強

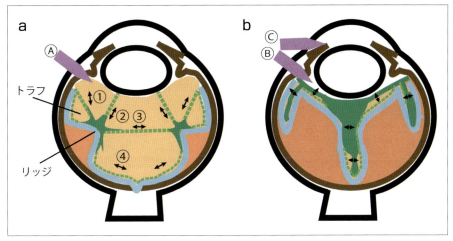

図 4. 未熟児網膜症の網膜剥離形態と強膜創の作成

a：網膜剥離の早期像．硝子体による網膜の牽引は，①リッジから毛様体，②リッジから水晶体裏面，③リッジからリッジ，④リッジから視神経乳頭に向かう牽引（各矢印）に大別できる．強膜創の作成は角膜輪部より 1.0〜1.5 mm の部位に V ランスを刺入する（Ⓐ）．水晶体を温存する場合は刺入方向を後方に向け，水晶体を傷つけないように注意する．

b：白色瞳孔を呈する網膜全剥離像．増殖膜が拡大，硝子体が虚脱し網膜は水晶体に引き寄せられ，トラフは増殖膜によって閉鎖している．増殖膜が水晶体に接し，網膜も毛様体に寄っているため，強膜創の作成時に網膜裂孔を形成しやすい（Ⓑ）．裂孔形成を避けるために前房側からアプローチしても良い（Ⓒ）．

（文献 11 の p.73, 図 3 より許諾を得て再掲）

角膜輪部から 1.0〜1.5 mm の位置（毛様体雛襞部）で作成する（図 4）．

乳児で水晶体を温存する際，通常のトロカーでは先端が水晶体に接触して損傷する危険性がある．トロカーは先端が短く，くびれがついて抜けにくくしているタイプを用いると良い（図 5）[8)9)]．白色瞳孔を伴う網膜剥離症例など，水晶体を温存しない場合には，毛様体でなく角膜縁に作成する（図 6）．また眼内増殖膜が耳側に存在する場合には，増殖膜につながる網膜の損傷を避けるために，灌流ポートを鼻側に設置しても良い（図 7）．

2．硝子体切除・硝子体剥離

小児では硝子体剥離が生じていない．一見，硝子体剥離のように思われても網膜面に硝子体が付着している[8)]．術中にどこまで硝子体剥離を起こす必要があるかは網膜剥離の有無など，病態によって決める必要がある[10)]．黄斑疾患では必ずしも広範囲に硝子体剥離を起こす必要はないが，網膜剥離眼ではできる限り硝子体膜の除去を行う．成人と比べ網膜と硝子体の癒着が強いので，デ

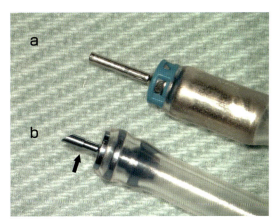

図 5. 小児水晶体温存用インフュージョンカニューラ

b の日下氏インフュージョンカニューラ（23 G）は先端が短く，くびれ（矢印）のために眼内から脱出しにくい．a は 25 G インフュージョンカニューラ（Alcon 社製）

（文献 8 の図 3 より許諾を得て再掲）

リケートな操作が必要である．胞状網膜剥離であれば双手法によって，眼内鉗子と眼内剪刀やスパーテルなどの器具を用いて硝子体剥離を行う（図 8）[10)]．

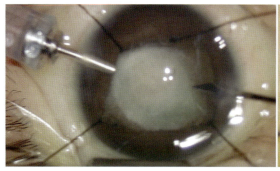 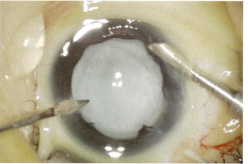

図 6. 白色瞳孔症例の角膜輪部アプローチ　a|b
a：灌流ポートはトロカーを使用している．瞳孔拡張に虹彩リトラクターを使用すると，さらに別に器具を出し入れする切開創が必要である．
b：灌流に前房メンテナーを使用する場合は，先端が術野をさえぎらないように斜めに創を作成すると良い．

（文献9の図3より許諾を得て再掲）

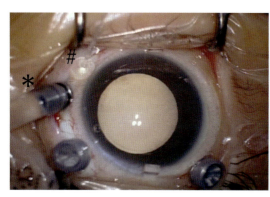 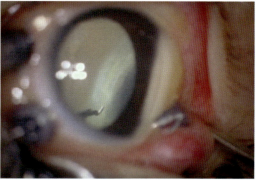

図 7. インフュージョンプラグの鼻側への挿入　a|b
a：耳側の病変にアプローチするために眼球を圧迫するとインフュージョンが邪魔になるので，インフュージョン(*)とシャンデリア照明(#)を鼻側に配置している．
b：実際の圧迫時の様子

（文献9の図4より許諾を得て再掲）

3．増殖膜の処理

眼内増殖性疾患にみられる増殖膜は，硝子体と連続した病変であることを念頭に置き，病態を理解したうえで増殖膜の処理方法を考える．未熟児網膜症の場合には，網膜剥離の早期症例ではリッジ（境界線に形成される増殖組織）や毛様体，角膜後面，視神経乳頭付近からの牽引によって網膜剥離が起こるので，この部分の硝子体を切断する必要がある(図4-a)[11]．網膜剥離が進行するとリッジが毛様体と接着し，いわゆるトラフ（無血管領域にみられる谷間）の消失によって網膜の短縮が起こるので，この部分の牽引を解除する必要がある(図4-b)．

黄斑前膜など後極部の繊細な膜除去操作にはコンタクトレンズとレンズフレームを用いる．乳児では角膜径が小さいので専用のコンタクトレンズとフレームが必要である[8]．

4．特殊な手技・手術

難治性の網膜剥離では網膜切開が併用されることがあるが，成人と比べ増殖組織や硝子体膜による牽引が残存しやすく，網膜そのものもグリア増殖による変性のために著しく収縮しやすい．網膜切開をすると網膜が収縮してしまい，復位しないことがある．網膜切開は安易に行わず，増殖組織や硝子体膜を剥離したうえで慎重に選択する．

Coats病の胞状網膜剥離では硝子体手術による意図的網膜裂孔による網膜下液の排液を行うと，増殖硝子体網膜症に移行する危険性が高いので，

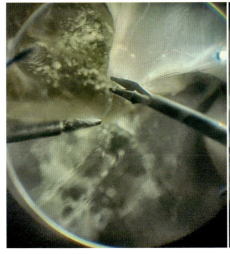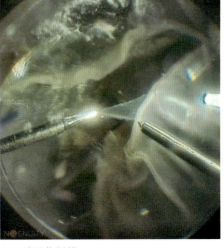

図 8. 双手法による硝子体剝離

硝子体は器質化していないと把持が難しいので, マックスグリップ®鉗子のようなプラットフォームの大きいタイプが有効である.

a:硝子体鉗子と硝子体剪刀による硝子体剝離. 網膜に対して硝子体剪刀の軸が網膜と平行になるようにして網膜を損傷しないように硝子体を剝離する. 外れた硝子体は適宜剪断していく.

b:25 G眼内ジアテルミーの先端を使って硝子体剝離. カッターの先端と違い, ピンポイントで硝子体にアプローチすることができ, Vランスほどは尖っていないので網膜を損傷する危険性も少ない.

(文献10の図4より許諾を得て再掲)

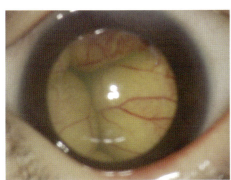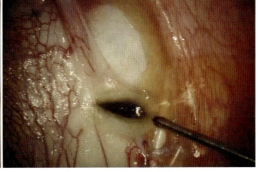

図 9. 胞状網膜剝離を伴うCoats病の治療

a:前眼部所見で水晶体後方に黄色調の網膜剝離を認める.
b:経強膜アプローチによる網膜下液の排液

(文献12の図5より許諾を得て再掲)

経強膜的に網膜下液の排液を行う(図9)[12]. ただし, 硝子体膜の切除や網膜凝固を行うために硝子体手術を併用する場合もある.

術後管理とフォロー

1. 術後管理

小児の診察のハードルは高いが, 術後には眼瞼の腫れや疼痛があり, 開瞼による診察はますます難しくなる. 最低限, 術後感染の有無をチェックするとともに, 可能であれば眼圧のチェックを行う. アイケア手持眼圧計などの手持ち式の眼圧計は便利である. それでも眼圧測定が困難な場合には指診により眼球硬度を評価する. タンポナーデ眼でなければ超音波Bモード検査を行うことができる. 空気(ガス)注入眼であっても, 起坐位であれば, 垂直断ではガス量の確認や下方の網膜の状

態が把握できる．必要に応じて鎮静剤の投与により眠った状態で術後の所見を把握する．

術後所見として注意を要するのは，オイルやガスといったタンポナーデ眼では仰臥位のために前房が圧迫され，前房消失（角膜虹彩癒着）を起こしたり，シリコーンオイルが前房に迷入することである．また，ステロイドレスポンダーでは術後1週間以内に眼圧が上昇してくる．この場合にはベタメタゾンのような強いステロイド点眼を中止，または弱いステロイド（フルオロメトロン）に変更する．

成人であればガスの消失が早い場合や前眼部でのフィブリンの析出，高度の前房出血が生じれば，処置室でのガスの追加，組織型プラスミノーゲンアクチベータの注入，前房洗浄などを行うことができる．小児の場合には手術室での対応が必要となる．

2．術後フォローアップ

必要なタイミングで受診してもらい，定期的な検査をしていく必要がある．ガスの抜け具合や網膜が再増殖するタイミングを考慮する．症例次第ではあるが，眼圧が落ち着けば1か月間隔で様子を見ることになる．遠方から通院している患者は地元のドクターと連携を取りつつフォローする必要がある．小児の網膜疾患では，術後何年も経過してから網膜剥離や硝子体出血を起こす疾患も稀ではない．安定すれば受診の間隔を延ばしながらも，長期的なフォローが必要となる．シリコーンオイルを留置している症例ではオイル抜去のタイミングについて見通しを伝えておく必要がある．3～6か月が標準的なタイミングであるが，網膜剥離の再燃が疑われるときは，早めに再治療を検討する．

おわりに

小児の硝子体手術症例では手術の成否が重要であるのは言うまでもないが，患者管理は診断と適応の決定に始まり，術式の選択，さらには術後管理とフォローアップを含めた包括的なマネジメントが必要となる．特に網膜剥離症例では複数回の手術が必要となることも多く，視機能の回復や失明回避といった目的を達成するには，成人と比べ多くのハードルがあることを念頭に置くべきである．

文　献

1) 近藤寛之：診断に迷う類似疾患：家族性滲出性硝子体網膜症．未熟児網膜症（東　範行編）．三輪書店，pp. 248-260, 2018.
2) 渡辺晃久，近藤寛之，田原昭彦ほか：混合型第一次硝子体過形成遺残に対する水晶体温存硝子体茎切断術．眼科手術，**27**：253-256, 2014.
3) Iwahashi C, Matsushita I, Kuniyoshi K, et al：Efficacy of inner wall retinectomy for bullous schisis cavity hanging over or threatening the macula in patients with congenital X-linked retinoschisis. Retina, **43**：64-71, 2023.
4) 近藤寛之：若年性網膜分離症．MB OCULI, **113**：50-57, 2022.
5) 近藤寛之：小児の網膜剥離診察のコツを教えてください．専門医のための眼科臨床クオリファイ17（瓶井資弘編）．中山書店，pp. 17-20, 2013.
6) 近藤寛之：小児の網膜レーザー治療．硝子体手術．眼科診療マイスターⅢ　処置と手術手技（飯田知弘，中澤　徹，堀　裕一編）．メジカルビュー社，pp. 218-222, 2017.
7) Imaizumi A, Kusaka S, Noguchi H, et al：Efficacy of short-term postoperative perfluoro-n-octane tamponade for pediatric complex retinal detachment. Am J Ophthalmol, **157**：384-389, 2014.
    Summary　小児における液体パーフルオロカーボンの短期留置の有用性を示した文献．
8) 近藤寛之：網膜剥離手術．眼科手術，**27**(1)：51-55, 2014.
9) 松下五佳，近藤寛之：小児の硝子体手術ポート作製のコツ．眼科手術，**35**(4)：645-648, 2022.
10) 近藤寛之：小児の硝子体剝離．眼科手術，**37**(2)：133-137, 2024.
11) 近藤寛之：未熟児網膜症による網膜剥離．網膜剥離と極小切開硝子体手術（眼科臨床エキスパート）（寺﨑浩子，吉村長久編）．医学書院，pp. 68-75, 2015.
12) 近藤寛之：小児の網膜剥離の動向．眼科，**65**(9)：813-820, 2023.

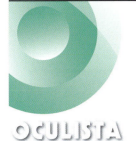

特集／徹底的に基本を学ぶ！子どもの眼の手術入門
―術前計画・麻酔・手技・術後ケア―

小児眼瞼手術の術前計画・麻酔・手技・術後ケア

北口善之*

Key Words: 小児眼瞼手術(pediatric eyelid surgery),先天性眼瞼下垂症(congenital ptosis),下眼瞼睫毛内反症(epiblepharon),霰粒腫(chalazion)

Abstract: 小児の眼瞼手術では,解剖学的・生理学的特性から成人とは異なる配慮が必要となる.本稿では,先天性眼瞼下垂症,下眼瞼睫毛内反症,霰粒腫について,術前計画・麻酔管理・手術手技・術後ケアの要点を解説する.先天性眼瞼下垂症では,弱視のリスクを回避するため,視軸遮断例では生後6か月以内の手術が望ましい.一方,非遮断例では顔面の成長を考慮し就学前の手術を検討する.霰粒腫手術は前葉の炎症が強い症例で醜形を予防する,あるいは治癒を早める目的で行う.手術は原則全身麻酔下で行い,眼瞼下垂には挙筋機能に応じて挙筋短縮術や前頭筋つり上げ術を,下眼瞼睫毛内反症にはHotz法を,霰粒腫には病変の局在により経結膜法や経皮法を選択する.術後は屈折および視力のフォローアップが重要である.

はじめに

小児眼瞼手術は,先天性や後天性の眼瞼疾患に対する重要な治療手段である.しかし,小児の解剖学的・生理学的特性ゆえに,成人とは異なる配慮が求められる.

本稿では,小児眼瞼手術の適応となる代表的疾患について概説するとともに,術前計画・麻酔管理・手術手技・術後ケアの要点を解説する.

小児眼瞼手術の手術適応と術前計画

小児眼瞼手術を行う際,最も重要な点は適切な手術時期の決定である.視軸遮断や角膜障害が視機能獲得の妨げになる場合には,積極的な手術介入が必要となる.一方で,全身麻酔のリスクや顔面の成長を考慮すると,可能な限り手術時期を遅らせることが望ましい.手術適応の判断には,視機能への影響,自覚症状,成長による病態の変化など,複数の要因を総合的に考慮しなければならない.

以下に,小児の代表的な眼瞼疾患について,手術適応と術前評価を述べる.

1.先天性眼瞼下垂症

先天性眼瞼下垂症は,上眼瞼挙筋の発育不全により上眼瞼が下垂する疾患である.特徴として,眉毛を押さえた状態で下方視・上方視をさせることにより測定できる挙筋機能の不良と,下方視時に上眼瞼が僚側より下降しにくい眼瞼遅れが挙げられる.先天性眼瞼下垂症の治療時期を決定する最大の要因は,15〜70%に発生すると報告されている弱視のリスクである[1)2)].

先天性眼瞼下垂症において手術を急ぐのは,上眼瞼により視軸が完全に塞がれている場合である(図1-a).視覚感受性期の小児においては,光が遮断されると数日間で視機能低下が始まり,3か

---

* Yoshiyuki KITAGUCHI, 〒565-0871 吹田市山田丘2-2 大阪大学大学院医学系研究科脳神経感覚器外科学講座(眼科学),助教

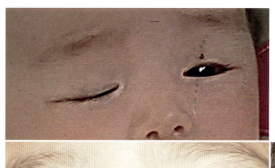
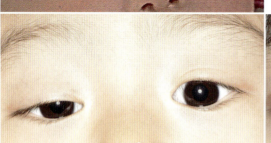
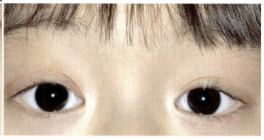

図 1．
先天性眼瞼下垂症
 a：重症
 b：中等症
 c：b の症例の術後

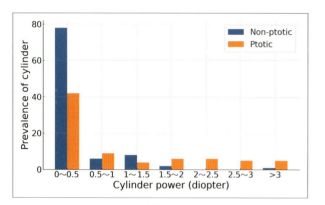

図 2．
下垂側では健常側より乱視が大きくなる．
(文献 6 より改変)

月程度で視機能低下が不可逆的になる[3]．これを形態覚遮断弱視と呼び，弱視発生原因の 3.9％を占める[2]．このようなケースでは，テープによる上眼瞼の挙上(1 日 2 時間程度)を指示したうえで，早期手術を行う．明確なガイドラインはないが，立体視および視機能獲得の観点より生後 6 か月以内に手術を行うことが望ましいとされる[4]．

上眼瞼により瞳孔が完全に塞がれていない場合には(図 1-b)，顔面の成長と整容面のバランスを考慮して手術時期を決定する．頭蓋が急激に拡大する 2 歳までの手術では再発のリスクが高まる．1 歳以前に手術した場合，2 歳までに手術した場合，3 歳以降に手術した場合の再発率はそれぞれ 73.3％，20.6％，9.6％とされていることからも[5]，手術時期は 3 歳以降が望ましいといえる．一般的には心理社会的要因を回避するため就学前に手術を行うことが多いが，全身麻酔のリスクの回避を考慮し 15 歳以降に局所麻酔で手術を行うという選択肢もある．代償性の顎上げ顔位が顕著な場合には，骨格の発達を考慮して就学前の手術を勧める．

先天性眼瞼下垂症では，乱視の増加や不同視を合併していることが多く，屈折のフォローアップが不可欠である(図 2)[4)6]．乱視は倒乱視が多く，下垂した上眼瞼の圧迫が原因と考えられている[4]．また，下垂側では近視化しやすい傾向があり，視軸の遮閉により眼軸伸長が刺激されるためと考えられている[6]．2.0 diopter(D)以上の乱視，2.0 diopter(D)以上の不同視を認める場合には，眼鏡による屈折矯正や健眼遮閉治療を行い，それでも視力の発達が得られない場合には手術を行う．視力の臨界期が 8 歳であることを考慮して治療を行う．

術前評価としては，以下のようなものを行う．

1) 重症度評価

上眼瞼縁が上の角膜輪部から 2 mm 以内のものを軽症(mild)，2〜4 mm のものを中等症(moderate)，4 mm のものを重症(severe)と分類する[7]．角膜反射から上眼瞼縁までの距離を示す margin reflex distance-1(MRD-1)で記載しておくと，術前・術後の比較を行いやすい．

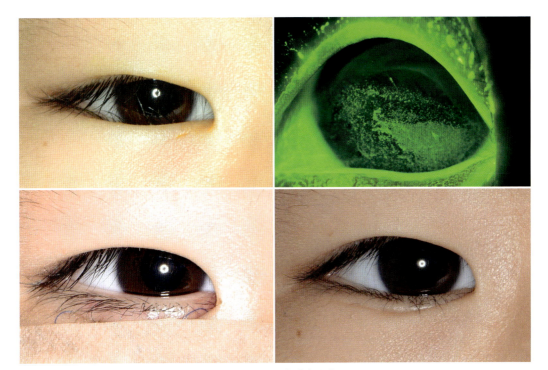

図 3. 下眼瞼睫毛内反症
a：術前
b：術前の角膜フルオレセイン染色所見
c：Hotz 法術後 1 週間
d：Hotz 法術後 3 か月

2）挙筋機能評価

挙筋機能は，眉毛を押さえた状態で下方視・上方視をさせ，上眼瞼縁の移動距離を測定することにより評価できる．Beard の分類では good（8～16 mm），fair（5～7 mm），poor（≦4 mm）のように分類される．一般的に，挙筋機能が 4 mm 以上の症例では上眼瞼挙筋群短縮術を，挙筋機能が 4 mm 未満の症例では前頭筋つり上げ術を行う[8]．

3）その他の評価項目

Marcus Gunn 現象は，1883 年に Robert Marcus Gunn によって初めて報告された先天性の眼瞼下垂に，顎の動きに伴う罹患側眼瞼の共同運動性挙上を特徴とする症候群であり，先天性眼瞼下垂患者の 12.1％に認められる[9]．手術の結果を安定させるために上眼瞼挙筋の切離を追加する必要があるため，術前に評価しておく．Bell 現象は強く閉瞼したときに眼球が上転する現象である．Bell 現象が弱いと過矯正の際に角膜上皮障害をきたしやすいので注意する[10]．

2．下眼瞼睫毛内反症

下眼瞼睫毛内反症は，瞼板の向きは正常であるにもかかわらず，睫毛が内向きに生えることにより角膜に接触している状態を指す（図 3）．下眼瞼睫毛内反症は下眼瞼の内側に発生するため，点状表層角膜症は角膜の鼻下側に生じる．下眼瞼の重瞼を形成する下眼瞼牽引筋の皮膚穿通枝の弛緩・延長が原因と考えられており，余剰な皮膚や内眼角贅皮もその病態に影響する．日本人では 40％強において，生下時に下眼瞼睫毛内反を呈するが，顔面の成長に伴い，6 歳の時点で 90％は自然に改善する（図 4）[11]．

下眼瞼睫毛内反症の手術適応は，弱視のリスクと自覚症状により決定する．角膜上皮障害が悪化すると，角膜混濁や角膜血管新生，角膜アミロイドーシス，角膜穿孔を引き起こし，永続的な視力低下を引き起こすことがあるため，早期に手術を行う必要がある．下眼瞼睫毛内反症では，角膜乱視が 1 D 以上で 35～51.9％，2 D 以上で 14～

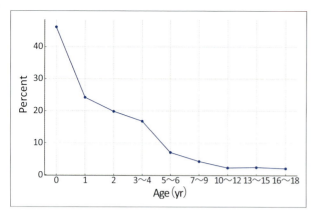

図 4. 下眼瞼睫毛内反症の年齢別有病率
（文献 11 より改変）

33.5％，3 D 以上で 5〜17.2％と増加するため[12]，しばしば屈折の矯正が必要である．屈折矯正や健眼遮閉によっても視力が出にくい場合には，6 歳までに手術を行ったうえで弱視治療を継続する．術後に一定の乱視改善が得られる症例もあるが，屈折矯正が不要になるわけではないため留意が必要である．

自覚症状には，眼脂，羞明，異物感などが含まれるが，所見の割に症状のない患児も多く，実際に症状を訴えるのは 20％程度である[12]．手術により自覚症状の改善が見込まれる場合に手術を行う．

術前評価としては，睫毛内反の範囲に加え，内眼角贅皮の程度について観察を行う．内眼角贅皮が著明な場合には，内眼角形成術を併施したほうが睫毛の向きを矯正しやすい[13]．

3．霰粒腫

霰粒腫は Meibom 腺や Zeis 腺に生じる非感染性の慢性肉芽腫性炎症であり，脂腺の閉塞によりうっ滞した脂質に対する異物反応が原因とされる（図 5）．

手術の目的は，治癒を早めることである．霰粒腫は大半の症例で長期的に自然治癒するが，3 週間以内の治癒率は 46％と低く，大きいものだと吸収されるまでに数か月あるいは年単位の時間がかかる．手術により肉芽を除去すれば，87％の症例で 3 週間以内の治癒を得ることができる[14]．

小児の霰粒腫手術における問題は，全身麻酔が必要なことである．時間がかかるものの最終的には治癒することを説明したうえで，保護者や本人の希望があれば手術を考慮する．

眼瞼前葉への炎症波及により眼瞼前葉組織が重度に障害されている場合，放置すると瘢痕による重瞼の乱れや下眼瞼外反症をきたすことがあるため手術を勧める（図 6）．ただし，大きくても綺麗

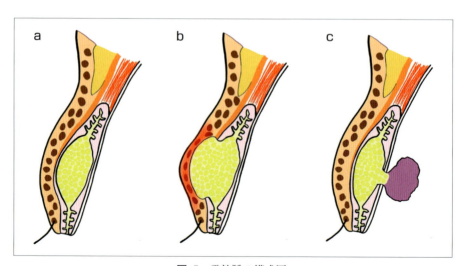

図 5．霰粒腫の模式図
a：瞼板内にとどまる例
b：前葉の炎症を伴う例
c：結膜側に突出する例

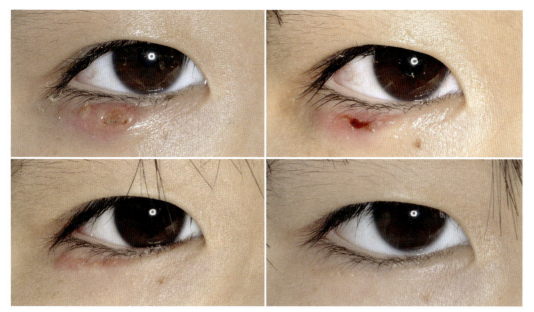

図 6. 前葉の炎症を伴った下眼瞼霰粒腫の例
a：術前
b：術後 1 週間
c：術後 2 か月
d：術後 1 年

に治癒するケースや，小さくても瘢痕が残るケースがあり，的確な予測は難しい．筆者は横径 10 mm を超えており，かつ前葉に炎症が波及しそうなときに手術を勧める基準としている．また，上眼瞼中央に巨大霰粒腫が形成されると，乱視度数の変化や不正乱視の増大を起こすことにも留意が必要である．

術前評価としては，病変が前葉に波及しているかどうかを観察する．瞼板を穿破し眼輪筋内や皮下に肉芽が貯留している症例では，肉芽を確実に掻爬するために経皮法で手術を行う（図 5-b，6）．一方，瞼板内にとどまってたり結膜側に突出したりしている症例では，経皮法，経結膜法のいずれを選択しても良い（図 5-a，c）．

小児眼瞼手術の麻酔管理

小児眼瞼手術において，全身麻酔の使用は原則として必須である．これは，小児患者の特性上，手術中の静止と協力を得ることが困難であり，手術に伴う不安や恐怖心を軽減する必要があるためである．例外的に，霰粒腫切開など 1 分程度で完了できる処置に関しては，拘束下無麻酔で施行されることもある．

局所麻酔手術を受けられる年齢は，12 歳以上が目安である．ただし，この年齢でも，術中に泣き出して手術の続行が困難になるケースがあるため，可能であれば 15 歳以降まで手術を待機するほうが無難である．

眼瞼手術においては，全身麻酔下であっても，局所麻酔を併用することが多い．これは，局所麻酔を併用することで，術後の疼痛管理が効果的に行われ，全身麻酔薬の使用量を減少させることができるためである．さらに，眼瞼手術においては，麻酔薬により組織が膨隆し切開を行いやすくなるという利点がある．加えて，10 万倍エピネフリン入りの局所麻酔を使用することで，出血の軽減が期待される．

全身麻酔で手術を行う小児においては，抜糸も困難であることが多い．この問題を避けるためには，1 か所糸を切断して引っ張ると抜ける真皮連続縫合，吸収糸である 8-0 バイクリル糸での皮膚縫合，などの方法がある．

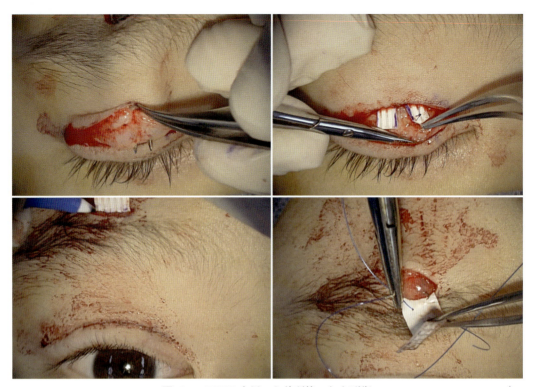

図 7. e-PTFE を用いた前頭筋つり上げ術
a：眉毛上から瞼縁の創に向けた眼輪筋下にトンネルを作成
b：e-PTFE を瞼板上縁に固定
c：眉毛側の固定位置をマーキング
d：e-PTFE，前頭筋，皮下組織を固定

手術手技

代表的な手術の術式を以下に示す．全身麻酔のケースでは抜糸も困難であることが多いため，皮膚の縫合は，真皮連続縫合，あるいは 8-0 バイクリルなどの吸収糸を用いて行う．

1．先天性眼瞼下垂症手術

挙筋短縮術は，先天性眼瞼下垂の軽度例（挙筋機能が 4 mm 以上）に施行する．この手術では，まず皮膚切開を睫毛より上方 5 mm 程度，または対側の重瞼ラインに合わせて行う．次に，瞼板を同定し，瞼板上縁を露出させる．その後，Muller 筋と結膜を円蓋部まで分離し，上眼瞼挙筋の前面を露出する．挙筋群（上眼瞼挙筋および Muller 筋）と瞼板を 6-0 アスフレックスで縫合し，左右に 1 針ずつ縫合を加えて 3 針とする．術中定量の目安は，上方の角膜輪部より 1〜1.5 mm 下方とする．前転された挙筋群の余剰分を切除し，重瞼線を作成する．最後に皮膚を縫合して手術を完了する．

前頭筋つり上げ術は，挙筋機能が 4 mm 未満かつ眉毛挙上が可能な先天性眼瞼下垂の症例に施行される．この手術では，自家大腿筋膜や，ポリプロピレン/延伸ポリテトラフルオロエチレン（e-PTFE，ゴアテックス®など）糸，e-PTFE シートをつり上げ材として使用する[15]．大腿筋膜は異物反応が起こりにくいメリットがあるが，採取部位への侵襲，術後の拘縮に対する再手術困難などのデメリットがある．一方，e-PTFE シートは眉毛上の創を切開すると容易に修正できるというメリットがあり，筆者の施設では好んで用いている．e-PTFE は厚さ 0.3 mm のものを用い，幅 7 mm，長さ約 45 mm に切り出しておき，片方の端を Y 字状に裂いて股下の長さを 17 mm に設定する．皮膚切開は瞼縁より 5 mm ないし対側の重瞼に合わせて行い，眼輪筋を分けて瞼板前面を露出させる．

眉毛上部の皮膚切開では，皮下まで確実に切開し，眼瞼部から眉毛上部まで鈍剪刀で眼輪筋下の

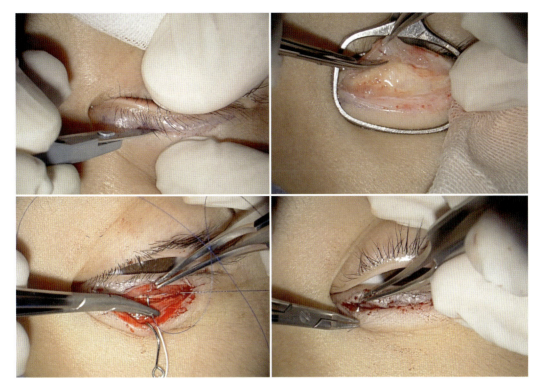

図 8. 下眼瞼睫毛内反症手術に対する Hotz 法
a：瞼縁と平行に皮膚切開
b：瞼板上を睫毛根が露出するところまで剝離
c：瞼板下縁-眼輪筋・真皮を縫着し睫毛を外反させる.
d：皮膚縫合

深さでトンネルを作成する(図7-a). モスキートペアンを用いてトンネル内にe-PTFEを通す. e-PTFEのY字状の側を, 瞼板上方の鼻側と耳側に6-0ナイロンで固定し, 異物反応を軽減するためe-PTFEの角を落とす(図7-b). e-PTFEを上方に牽引して瞼縁のカーブを確認し, 問題がなければ重瞼の作成・皮膚縫合を行い, 瞼縁側の創を閉創する. 次に, 眉毛上部のe-PTFEを牽引して開瞼の幅を決定し(図7-c), 5-0ナイロンでe-PTFE, 前頭筋, 眉毛下皮下を通糸して固定する(図7-d). 眉毛部のシートは固定後も微調整が可能なように5mm程度余分に残して切離し, 皮下のポケットに埋め込む. 手術終了後には, 眉毛部の皮下縫合と皮膚縫合を行う.

2. 下眼瞼睫毛内反症手術

皮膚穿通枝を再建する方法として, 通糸埋没法(quickert suture)と皮膚切開法(Hotz)に大別される. ただし, 通糸埋没法は惹起される癒着が弱く, 7.3〜44%で再発がみられる[16]. 一方, 皮膚切開法の再発率は0〜9.1%であり[16], 全身麻酔を行うのであれば皮膚切開法を行ったほうが良い.

皮膚切開法においては, 皮膚切開線の高さは睫毛根より3.5mm程度下方に設定し, 幅は内側を涙点の下方に, 外側は睫毛内反の範囲に応じて調整する(図8-a). 皮膚切開後に挟瞼器で固定し, 眼輪筋を鈍的に分けて瞼板を露出させる. 続いて, 瞼板上を瞼縁側へ睫毛根が透けて見えるまで剝離し(図8-b), 瞼板上から下眼瞼牽引筋を少し剝離することにより瞼板の下縁を同定する. 挟瞼器を外して止血した後, 瞼縁の眼輪筋をトリミングする. 瞼板下縁と瞼縁側の眼輪筋・真皮に6-0アスフレックスを通糸し結紮することで, 睫毛を外反させる(図8-c). 内眼角贅皮が旺盛で睫毛を外反させることが困難である場合には, Z形成術, 内田法といった皮弁術を併施する. 最後に, 6-0アスフレックスで真皮連続縫合を行うか, 8-0バイクリルで皮膚縫合を行い(図8-d), 手術を終了する.

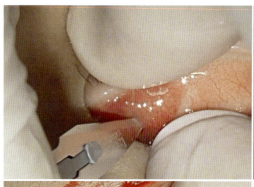
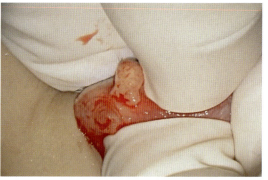
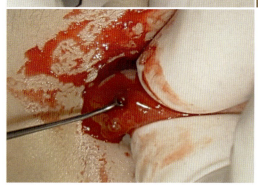

図 9.
霰粒腫切開術（経結膜法）
 a：眼瞼を翻転し，11 番メスを用いて Meibom 腺に沿って垂直に切開する．
 b：肉芽を圧出
 c：残存する肉芽を鋭匙で搔爬

3．霰粒腫手術

霰粒腫の術式には，経結膜法と経皮法の 2 つのアプローチがある．

経結膜法は，霰粒腫が瞼板内および結膜側に限局している場合に適応される．この方法では，眼瞼を翻転して瞼板が暗く透けて見える部分を確認することから始める．瞼板が適切に露出されたら，11 番メスを用いて切開を行う．切開は，正常な Meibom 腺を傷つけないように注意しながら，Meibom 腺の走行に沿って垂直方向に行う（図 9-a）．切開位置は，上眼瞼では瞼縁の皮膚粘膜移行部から 4 mm 以上，下眼瞼では 2 mm 以上離れた位置に設定する．これにより，lid wiper 部分を傷つけることなく，また瞼板の強度を損なわずに切開を行うことができる．切開後は，両手の指を用いて肉芽を圧出し（図 9-b），その後に残った肉芽を鋭匙で除去する（図 9-c）．結膜側に突出した肉芽は，単純切除することで対応する．経結膜法のメリットは，瞼板内の霰粒腫に対して直接的にアプローチできる点にある．この方法は，前葉に炎症が及んでいない症例に，特に適している．

経皮法は，炎症が眼瞼前葉に及ぶ場合に適応される．まず，挟瞼器を掛け，皮膚割線に沿って水平に皮膚切開を行う．切開位置は病変の直上で行うのが基本であるが，重瞼線に近い症例では重瞼線に沿って切開することも考慮される（図 10-a）．皮膚切開の幅は，病変の直径と同程度か，わずかに広めに設定する．切開後，眼輪筋を分けて正常な瞼板と霰粒腫の前壁を露出させる．次に，瞼板の前壁を水平に切開し，囊胞内部および前葉内の肉芽を鋭匙で除去する（図 10-b）．この操作により，霰粒腫の完全な除去を目指す．経皮法の利点は，視認性が高く，皮下や眼輪筋内の肉芽を直視下に除去できる点にある．一方で，前葉の肉芽に惑わされて瞼板内の肉芽を取り残さないよう注意が必要である[17]．

小児眼瞼手術の術後ケア

眼瞼手術においては術後の活動制限は特になく，創部の保護を目的としたガーゼの使用も不要である．創部の湿潤のため，オフロキサシンなどの抗菌眼軟膏を 1 日 2～3 回創部に塗布するよう指示する．術翌日以降は，石鹼やシャンプーを泡立てて洗顔や洗髪することが許可される．創部を強く擦らないように指導する．

抜糸は通常術後 1 週間前後に実施するが，外来

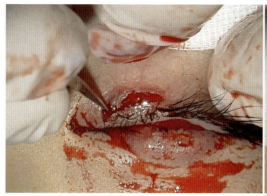
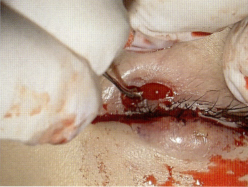
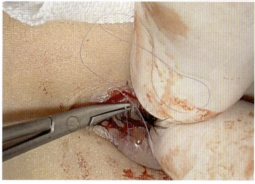

図 10.
霰粒腫切開術（経皮法）
　a：病変の直上を皮膚割線に沿って皮膚切開
　b：肉芽を鋭匙で掻爬
　c：皮膚縫合

での抜糸が困難と予想される症例においては，7-0または8-0の吸収糸を用いた皮膚縫合を行い，約1か月での自然脱落を期待する方針となる．術後の内出血は術後2週間〜1か月程度で自然吸収されるため，積極的な処置は要さない．経過良好であれば，術後1週間，1か月，3か月，6か月あたりが診察期間の目安となる．

　小児の眼瞼手術において大切なのは，屈折のフォローアップである．手術により乱視度数が変化するため，術後に屈折を再評価し必要に応じた矯正を行ったうえで，弱視治療を継続する．

　眼瞼下垂や内反症が再発した場合，組織の炎症や浮腫がおさまるまで術後3か月以上は待機してから再手術を行う．

文　献

1) Griepentrog GJ, Diehl N, Mohney BG：Amblyopia in childhood eyelid ptosis. Am J Ophthalmol, **155**：1125-1128.e1, 2013.
2) Gusek-Schneider GC, Martus P：Stimulus deprivation amblyopia in human congenital ptosis：a study of 100 patients. Strabismus, **8**：261-270, 2000.
3) Birch EE, Cheng C, Stager DR Jr, et al：The critical period for surgical treatment of dense congenital bilateral cataracts. J AAPOS, **13**：67-71, 2009.
4) Paik JS, Kim SA, Park SH, et al：Refractive error characteristics in patients with congenital blepharoptosis before and after ptosis repair surgery. BMC Ophthalmol, **16**：177, 2016.
5) Ho YF, Wu SY, Tsai YJ：Factors Associated With Surgical Outcomes in Congenital Ptosis：A 10-Year Study of 319 Cases. Am J Ophthalmol, **175**：173-182, 2017.
6) Hashemi H, Nabovati P, Dadbin N, et al：The Prevalence of Ptosis and Its Association with Amblyopia and Strabismus in 7-Year-Old Schoolchildren in Iran. Strabismus, **23**：126-131, 2015.
7) Wang Y, Xu Y, Liu X, et al：Amblyopia, Strabismus and Refractive Errors in Congenital Ptosis：a systematic review and meta-analysis. Sci Rep, **8**：8320, 2018.
　Summary　先天性眼瞼下垂症における近視，乱視，斜視，弱視の発症率についてのシステマティックレビュー．
8) Oral Y, Ozgur OR, Akcay L, et al：Congenital ptosis and amblyopia. J Pediatr Ophthalmol Stra-

bismus, **47**：101-104, 2010.
9) SooHoo JR, Davies BW, Allard FD, et al：Congenital ptosis. Surv Ophthalmol, **59**：483-492, 2014.
10) Bai JS, Song MJ, Li BT, et al：Timing of Surgery and Treatment Options for Congenital Ptosis in Children：A Narrative Review of the Literature. Aesthetic Plast Surg, **47**：226-234, 2023.
   Summary 先天性眼瞼下垂の治療方針についてわかりやすくまとめられている.
11) Noda S, Hayasaka S, Setogawa T：Epiblepharon with inverted eyelashes in Japanese children. I. Incidence and symptoms. Br J Ophthalmol, **73**：126-127, 1989.
   Summary 下眼瞼睫毛内反症の自然経過についてまとめられている.
12) Valencia MRP, Takahashi, Y Nakakura S, et al：Sex-specific difference in age distribution of congeni-tal lower eyelid epiblepharon in a Japanese population. Jpn J Ophthalmol, **63**：425-428, 2019.
13) Ni J, Shao C, Wang K, et al：Modified Hotz Procedure Combined With Modified Z-Epicanthoplasty Versus Modified Hotz Procedure Alone for Epiblepharon Repair. Ophthal Plast Reconstr Surg, **33**：120-123, 2017.
14) Goawalla A, Lee V：A prospective randomized treatment study comparing three treatment options for chalazia：triamcinolone acetonide injections, incision and curettage and treatment with hot compresses. Clin Exp Ophthalmol, **35**：706-712, 2007.
15) Mandour SS, Marey HM, Rajab GZ：Frontalis Suspension Using Autogenous Fascia Lata versus Gore-tex Sheet for Treatment of Congenital Ptosis with Poor Levator Function. J Clin Exp Ophthalmol, **6**：1000396, 2015.
16) Takeuchi M, Matsumura N, Ohno T, et al：Comparing the effectiveness of two surgical techniques for treating lower lid epiblepharon in children：a randomized controlled trial. Sci Rep, **13**：5857, 2023.
17) 三戸秀哲：霰粒腫―新しい概念と手術顕微鏡下所見―. あたらしい眼科, **20**(12)：1631-1634, 2003.

特集／徹底的に基本を学ぶ！子どもの眼の手術入門
―術前計画・麻酔・手技・術後ケア―

小児涙道手術の術前計画・麻酔・手技・術後ケア

大野智子[*1] 松村 望[*2]

Key Words：先天鼻涙管閉塞(congenital nasolacrimal duct obstruction：CNLDO)，後天性涙道閉塞(primary acquired nasolacrimal duct obstruction：PANDO)，涙道プロービング(probing)，涙道内視鏡(dacryoendoscope)，涙囊鼻腔吻合術(dacryocystorhinostomy：DCR)

Abstract：小児の涙道疾患の多くは先天鼻涙管閉塞である．外科的治療に関しては，先天鼻涙管閉塞診療ガイドラインにて，片側性の場合，生後 6〜9 か月での局所麻酔下におけるプロービングが推奨されている．1 歳を過ぎてくると，体動抑制が困難となってくるため，全身麻酔下でプロービングを施行する．ただし，先天鼻涙管閉塞のなかには稀だが，鼻涙管骨性閉塞があり，プロービングの適応外である．また，先天鼻涙管閉塞以外の小児涙道疾患として，涙点閉塞，涙点・涙小管欠損，流行性角結膜炎(EKC)後などによる後天性涙道閉塞などがある．これらの疾患の鑑別のため，発症時期や結膜炎の既往の問診，涙点の有無などの視診，骨性閉塞の有無を確認するために画像診断などの術前準備をしっかりと行うことが大切である．

術前計画

小児の涙道疾患の大多数は先天鼻涙管閉塞である．鼻涙管が鼻腔へ開口する部位(ハスナー弁)の閉塞であり，新生児の 6〜20％にみられ，生下時より眼脂，流涙などの症状が続く．問診にて，生下時より症状があるかを確認する．風邪をひいたときのみ眼脂が出る，生下時は問題がなかったが途中から症状が出現したということであれば，先天性の可能性は低い．先天鼻涙管閉塞は 96％が 1 歳までに自然治癒したとの報告がある[1]が，すべての症例が自然治癒するわけではない．外科的治療のタイミングに関しては，先天鼻涙管閉塞診療ガイドラインにおいて，片側性の場合，生後 6〜9 か月での局所麻酔下でのプロービングが推奨され

ており[2]，患児の月齢を確認し，必要に応じてプロービングを検討する．生後 6 か月までは原則として経過観察する．1 歳を過ぎてくると体動が強くなり，局所麻酔下での処置が困難となってくるため，全身麻酔下でのプロービングを検討する．

少数ではあるが，先天鼻涙管閉塞以外の涙道閉塞が存在する[3)4)]．涙点閉塞，涙点・涙小管欠損，流行性角結膜炎(epidemic keratoconjunctivitis：EKC)後の後天性涙道閉塞などがある．また，先天鼻涙管閉塞の一部には，稀だが鼻涙管骨性閉塞が存在し，その場合はプロービング適応外となる．その他，ダウン症候群や顔面奇形症候群の場合も通常とは異なる涙道異常の可能性があるため注意を要する．先天鼻涙管閉塞とは診療方針が異なるため，以下に疾患についての説明，診察上の注意点を述べる．

1．涙点閉塞

先天的に涙点が膜状に閉鎖している状態であ

[*1] Tomoko OHNO, 〒232-8555 横浜市南区六ツ川 2-138-4 神奈川県立こども医療センター眼科
[*2] Nozomi MATSUMURA, 同, 顧問

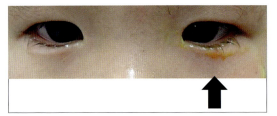

図 1. 色素残留試験の写真
写真は左側が閉塞しているため,色素が左眼のみ残留している(矢印).

る.上下両方の涙点閉塞の主な症状は流涙であり,涙道の入り口がふさがっているために涙囊炎を起こしにくく,眼脂が少ないため,症状が軽いことが多い.小児の場合,嫌がってなかなか診察が困難であるが,可能な限りハンドスリットにて涙点を確認する.涙点拡張針で膜を穿破することで改善するが,中には先天鼻涙管閉塞を合併していることがあり,涙点閉塞解除後に逆に眼脂症状が悪化する可能性がある.そのため,事前に説明をしておき,涙点閉塞開放後にプロービングが行える環境を整えておく.

2. 涙点・涙小管欠損

涙点閉塞とは異なり,涙点自体を認めない状態である.涙小管自体の先天形成不全が考えられ,治療自体が困難である.涙点閉塞と同様,術前に両眼の上下涙点の有無を可能な限り確認することが必要である.特に全身麻酔下での加療を考慮する場合,涙点欠損が確認できていないと,麻酔をかけたにもかかわらず,プロービングが困難となる可能性があるので注意を要する.

3. EKC 後後天性涙道閉塞

後天性涙道閉塞の原因として,ウイルス性,外傷性などがあるが,東アジアの小児で頻度が高いのは EKC 後の後天性涙道閉塞である[5].先天鼻涙管閉塞と異なり,総涙小管,涙囊鼻涙管移行部の閉塞が多く,また閉塞部位は炎症による線維化,瘢痕化をきたしており硬く,ブジーによる盲目的なプロービングでは閉塞部位の解除が困難となる可能性が高い.そのため,全身麻酔下での涙道内視鏡治療を考慮し,可視下で閉塞部位を確認,閉塞を解除し,涙管チューブを挿入する.プロービングで閉塞解除不可の場合は,涙囊鼻腔吻合術(dacryocystorhinostomy:DCR)を検討する.問診ではいつから流涙,眼脂症状があるのか,症状出現の前に結膜炎にかからなかったか,目が赤く充血しなかったかを必ず確認し,結膜瘢痕の有無を診察する.

4. 鼻涙管骨性閉塞・狭窄

先天鼻涙管閉塞の一種であり,先天的に涙道の下端が骨で閉塞(狭窄)している状態である.先天奇形症候群や顔面奇形を伴っている,小児期に DCR を受けた家族歴がある,3~4 歳になっても改善がみられない場合は,骨性閉鎖の可能性も否定はできず,その場合プロービングによる治療は困難であり,DCR が必要となる.そのため,術前に head CT を施行し,あらかじめ骨性閉塞がないかを確認する.

5. ダウン症候群,顔面奇形症候群

総涙小管閉塞や涙点・涙小管欠損を合併することがある.また鼻涙管の走行が健常児とは異なる場合があり,ブジーによるプロービングでは改善しない可能性がある.ダウン症候群では涙道閉塞がなくても,涙道狭窄,睫毛内反などが原因で流涙,眼脂を生じやすい.可能であれば1歳前後までに通水をして,閉塞がないかを確認しておくとよい.

以上のように問診,診察,必要に応じて画像検査が術前に必要となり,場合により先天鼻涙管閉塞症以外の疾患を確認する必要がある.

涙道閉塞の診察は,眼瞼炎,涙液メニスカス,眼脂の有無を確認し,可能な限り両側上下涙点の有無を確認する.その後,涙道閉塞の有無を確認するため,色素残留試験を行う.色素残留試験は,生理食塩水を浸したフローレス眼検査用試験紙を患児の両側の下眼瞼結膜につけ,15 分程待機してもらう.つける際,保護者に患児の両手を押さえてもらい,介助者に頭を支えてもらった状態で,短時間でつける.15 分待機中に寝ない,眼を擦らない,泣かないように指示し,15 分後に色素が残留しているかどうかを確認する.閉塞しているほ

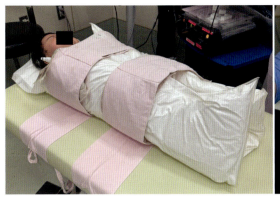
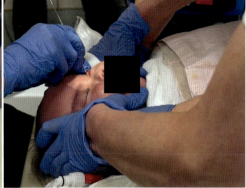

図 2. 患児抑制の方法
a：抑制帯，Vac-Lok® にて固定する．
b：介助者1〜2名で患児の下顎を両手でしっかり固定する．

うの眼は，色素が残留する(図1)．

プロービングは汚染手術であるため，施行する際は術前に心疾患の有無を確認し，手技当日は体温測定，体調確認を行う．

麻 酔

ブジーによるプロービングは局所麻酔下で施行する．オキシブプロカイン塩酸塩（ベノキシール）を点眼する．また，抑制が大切であり，介助者が患児の顔をしっかり固定することが必要である．対応可能な施設では，可能な限り体動を抑制するため，催眠鎮静を加える場合もある[6]．

当科ではトリクロリールによる催眠鎮静を手技前に施行する場合がある．手技当日は嘔吐予防のために5時間前から禁食とし，トリクロリールを0.8 mg/kg 内服させる．さらにバスタオルや抑制帯を使用し，患児の体幹部を固定する．当科では専用の抑制帯，Vac-Lok® などを用いた固定を行っている．介助者は患児の下顎と頬を両手でしっかり固定し，必要に応じ，もう1人の介助者が患児の体を抑える(図2)．

涙道内視鏡によるプロービングの場合は，基本的に全身麻酔で施行する．

手 技

1．ブジーによるプロービング(図3，4)[7]
準備する物品：涙点拡張針，ブジー，涙洗針，シリンジ，生理食塩水，ガーゼ

まず涙点拡張を行う．患児の上眼瞼を翻転し，眼瞼を耳側に牽引して涙小管をなるべく直線状になるように固定する．上涙点に垂直に涙点拡張針を挿入し，涙小管水平部に入ったら，瞼縁と同じ方向に拡張針を回転させながら軽く進め涙点を拡張する．

拡張した涙点から通水を行う．基本的に生理食塩水を使用するが，生理食塩水にフローレス眼検査用試験紙を浸して，染色した染色水を使用すると，鼻や口からの染色水の排出が確認しやすい．閉塞している場合，シリンジを押す際の抵抗が強く，膿粘性の眼脂を含んだ逆流を認める．

04 もしくは 05 Bowman 氏ブジーを涙点から挿入，涙点拡張針と同様に，眼瞼を外側に牽引し，涙点から垂直にブジーを挿入し，涙小管水平部は瞼縁に沿って抵抗なく入る方向に力を入れずに進めていく(図4-①)．涙囊内腔鼻側壁にブジー先端が当たり，粘膜骨性の抵抗を確認した後，その抵抗を感じながらブジーを回転させ，ブジー先端を鼻涙管の方向へ向けて，鼻涙管内に進めていく(図4-④)．鼻涙管下端に到達したら(図4-⑤)，ブジーを回転させながら，抵抗なく入る位置を探して軽い力で押していく．膜様閉塞を破る感じ(ラップを破る感じ)を自覚する．

開口部を穿破した後はブジーを抜き，再度通水を行い，鼻から食塩水が確認できるか，飲む仕草がみられるかを確かめる．

ブジー挿入の際，力を入れて挿入すると，粘膜

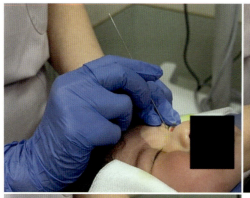
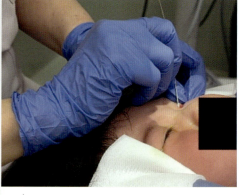
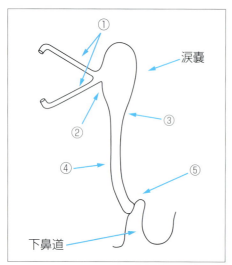

a | b
c |

図 3.
ブジーによるプロービングの様子
　a：涙点にブジーを挿入する．
　b：涙小管内を涙囊に向けて進めていく．
　c：鼻涙管内を進めていく．

図 4．涙道の解剖図
①涙小管，②総涙小管，③涙囊鼻涙管移行部，④鼻涙管，⑤鼻涙管開口部

に裂孔を形成し，そこから粘膜下にブジーを誤挿入してしまう．粘膜裂孔（仮道）を形成すると，涙点からの出血や通水後に粘膜下に水が入り込み，眼瞼腫脹を生じることがあるので注意を要する．万が一，仮道を作成した場合は，手を止める．

2．涙道内視鏡によるプロービング（図5）[8]

準備する物品：涙道内視鏡，涙洗針，シリンジ，生理食塩水，ガーゼ，18 G の血管留置針外筒（シース），ブジー，涙管チューブ

ブジーによるプロービングと同様に，通水を施行し，逆流を確認する．

涙道内視鏡ファイバーは計 0.7 mm のものを使用する（図6）．ブジーと同様の方法で涙道内を進めていく．通水チャネルから通水して内腔を洗浄しながら進めていく．閉塞部位を特定したら，穿破して閉塞部位を解除する．

先天鼻涙管閉塞の場合の閉塞部位は鼻涙管下端（図4-⑤）だが，EKC 後後天性涙道閉塞の場合は総涙小管（図4-②），涙囊鼻涙管移行部（図4-③）の閉塞が多く，また閉塞部位は炎症による線維化，瘢痕化で硬くなっており，なかなか閉塞を解除できない場合がある．その場合は，閉塞部位にシースを留置し，08-09 ブジーをシースに沿わせて挿入し，ブジーで閉塞部位を解除する（sheath-guided non-endoscopic probing：SNEP）．ブジーのほうが力が伝わりやすく，硬い閉塞を解除しやすいが，仮道を作らないよう注意する．

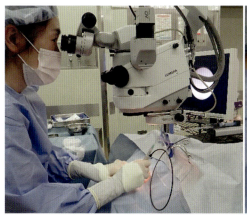
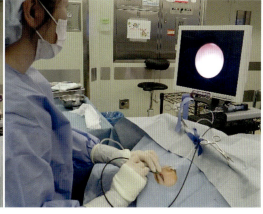

図 5. 全身麻酔下涙道内視鏡の様子
最初は顕微鏡下で涙点拡張する(a)が，内視鏡ファイバーを涙道内に挿入後は内視鏡画面に視線を移し，手技を進める(b).

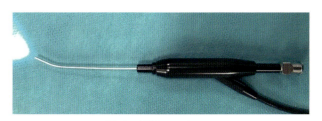

図 6. 涙道ファイバー
涙道ファイバースコープ MT3（ファイバーテック）
小児の場合は外径 0.7 mm のものを用いる.

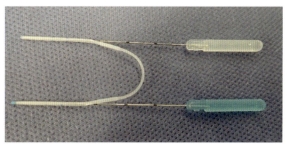

図 7. 涙管チューブの 1 例
ラクリファースト，ショートタイプ（全長 90 mm）
（ロート製薬）
小児の場合はショートタイプを用いる.

涙道閉塞を解除した後，上下涙点から涙管チューブを挿入する（図7）.

3．特殊例
1）先天涙囊瘤
先天鼻涙管閉塞の一亜型で，鼻涙管開口部の閉塞と内総涙点の閉塞が合併した病態で，涙囊と下鼻道開口部粘膜がそれぞれ拡張して囊胞を形成する[9]．生下時より涙囊部に弾性軟の可動性のない腫瘤として認め，拡張した涙囊が皮膚を透過して暗青色の腫瘤にみえる．

先天鼻涙管閉塞と同様に自然治癒が多いが，合併症として急性涙囊炎，また涙道内の貯留物が増加し，鼻腔内の粘膜が後鼻孔に向けて拡張すると鼻道を閉塞してしまい，呼吸障害を生じることがある．両側性で囊胞が大きい場合は，重度の呼吸困難を生じるため，その際は速やかに治療を行う必要がある．

治療は，経鼻的造瘻術を施行する．経鼻的造瘻術は，鼻腔内に拡張した開口部粘膜を切開し排泄口を形成し，ドレナージを行う．鼻内視鏡などを用いて可視下に切開を行うが，耳鼻咽喉科との連携が望ましい．

2）鼻涙管骨性閉塞・狭窄や EKC 後後天性涙道閉塞プロービング不成功例
顔の成長を待って，DCR を検討する．

術 後

1．ブジーによるプロービングの場合
術後は必要に応じ抗菌点眼薬を施行する．当科ではブジーによるプロービング後，1週間レボフロキサシン点眼1日4回をしている．保護者には鼻水や涙に血が混じる可能性があることを説明する．先天鼻涙管閉塞症は基本的に一度閉塞を解除後，再閉塞することはない．

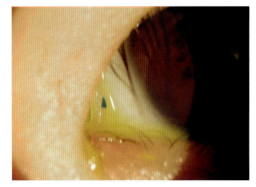

図 8. チューブ挿入後の前眼部写真
チューブの真ん中にセンターマークがついている. チューブ抜去の際は, 点眼麻酔を行った後, その部分を鑷子で掴み, 抜き取る.

2. 涙道内視鏡によるプロービング
涙管チューブ挿入術の場合

涙管チューブが挿入されている間は, 抗菌点眼, ステロイド点眼を施行する. 当科では術後約1週間はレボフロキサシン点眼1日4回, リンデロン点眼1日2回使用し, その後リンデロンを0.1%フルオロメトロン点眼に変更し, 眼圧に注意しながら適宜点眼を変更する.

涙管チューブは基本的に術後1か月で抜去する. EKC 後後天性涙道閉塞の場合, 当科ではチューブを2か月留置した後, 抜去している.

涙管チューブ抜去方法は, 点眼麻酔を行った後, 涙点間のチューブを鑷子にて掴み, 引き上げる(図8).

最後に再度色素残留試験を施行し, 色素が眼に残るかどうか, 鼻から色素が確認できるかどうかを確認し, 涙道閉塞が解除されているかを判断する.

文 献

1) Young JD, Mac Ewen CJ : Managing congenital lacrimal obstruction in general practice. BMJ, **315** : 293-296, 1997.
2) 先天鼻涙管閉塞診療ガイドライン作成委員会:先天鼻涙管閉塞診療ガイドライン. 日眼会誌, **126** : 991-1019, 2022.
   Summary Minds 形式準拠のガイドラインであり, 診療の指針となる.
3) 松村 望:小児涙道疾患の外科的治療. あたらしい眼科, **32**(12) : 1635-1642, 2015.
4) 松村 望:小児の涙道疾患. 眼科グラフィック, **10**(6) : 728-729, 2021.
5) Kay KM, Woo KI, Kim JH, et al : Acquired nasolacrimal duct obstruction in children. Jpn J Ophthalmol, **51**(6) : 437-441, 2007.
6) 大野智子, 松村 望, 後藤 聡ほか:先天鼻涙管閉塞に対する他院におけるプロービング不成功例の検討. あたらしい眼科, **40**(5) : 101-104, 2023.
7) 大野智子, 松村 望:先天鼻涙管閉塞・先天涙嚢瘤(先天涙嚢ヘルニア). 眼科の処置・小手術・最新の治療—基本手技から緊急時の対応まで. 臨眼, **77**(11) : 306-308, 2023.
8) 井上 康, 鈴木 亨, 佐々木次壽ほか:涙道内視鏡入門!メジカルビュー社, 2016.
   Summary 涙道内視鏡初心者には必読の文献である.
9) 広瀬美央:先天涙嚢瘤(先天涙嚢ヘルニア). 眼科手術, **35** : 188-192, 2022.

特集/徹底的に基本を学ぶ！子どもの眼の手術入門
―術前計画・麻酔・手技・術後ケア―

小児眼腫瘍手術の術前計画・麻酔・手技・術後ケア

吉田朋世[*1] 仁科幸子[*2]

Key Words： 網膜芽細胞腫(retinoblastoma)，白色瞳孔(leukocoria)，眼球摘出術(enucleation)，網膜光凝固術(retinal photocoagulation)，網膜冷凍凝固術(retinal cryopexy)

Abstract：小児の眼内腫瘍で最も多くみられる網膜芽細胞腫は，進行の程度や転移の有無によって生命予後にかかわる可能性がある．治療方針は，一般に国際分類による病期，両眼性か片眼性か，残存視機能の有無に応じて決定する．眼内の小腫瘍であればレーザー光凝固や冷凍凝固，中～大腫瘍であれば全身化学療法に加えて，眼動注，小線源療法，硝子体内注射などの局所療法が検討される．眼球の温存が難しい場合は眼球摘出術が選択される．進行した病期の場合には，眼球を温存して長期に治療を続けるか，眼球摘出を行うか，術前に小児腫瘍科，外科，麻酔科と連携を取り，家族に十分に説明して治療方針を決める必要がある．眼球摘出術は全身麻酔下に行い，外眼筋を切離後，眼球を前方に脱臼させて，視神経剪刀で視神経のできるだけ後方を切断し摘出する．創部の治癒を待って義眼を装用する．術後は，創部離解や挿入した義眼台の脱出に注意し，長期に経過観察が必要である．

はじめに

小児期に最も多くみられる眼腫瘍疾患は網膜芽細胞腫である．本稿では，網膜芽細胞腫の治療に関して，術前の計画・麻酔・手技・術後ケアについて解説していく．

網膜芽細胞腫の治療選択・術前計画

網膜芽細胞腫は，眼底所見と超音波Bモード検査が臨床診断に重要である．次に最短期間で治療を始めるために，計画的に精密検査を進める必要がある．まず，眼球外浸潤の有無を検索する．発見時にすでに全身転移をきたしていることは稀であるが，腫瘍と視神経乳頭の正確な位置関係が把握できない場合，視神経浸潤の有無を判断するた

めに頭部MRIが有用である．また，三側性網膜芽細胞腫と呼ばれる脳腫瘍が松果体部などに発生することがあり，頭蓋内病変の検索にはMRIが不可欠である．中枢神経系浸潤を疑う場合は，髄液検査も行う．一方で，強膜外浸潤の所見があり血行性転移が疑われる場合，骨髄検査を行うことが推奨されている．

次に，腫瘍の部位や大きさに応じて治療方法の選択を考える．網膜芽細胞腫の国際分類は網膜芽細胞腫の部位，大きさ，播種，合併症に応じてGroup A～Eの5つに分類している(表1)．Group Aは中心窩から3 mm以上，視神経乳頭から1.5 mm以上離れた直径が3 mm以内の小さい網膜限局腫瘍である．Group BはGroup A以外の孤立した網膜限局腫瘍で，大きさ3 mm以上のもの，中心窩から3 mm以内もしくは視神経乳頭から1.5 mm以内のもの，腫瘍縁から3 mm以内の播種を伴わない網膜下液のある症例を含む．Group Cは

[*1] Tomoyo YOSHIDA，〒157-8535 東京都世田谷区大蔵2-10-1 国立成育医療研究センター眼科
[*2] Sachiko NISHINA，同，診療部長

表 1．網膜芽細胞腫の病期分類

分類	腫瘍の病態
Group A	中心窩・視神経乳頭から離れた小さい網膜限局腫瘍 　腫瘍の直径 3 mm 以内 　中心窩より 3 mm 以上，視神経乳頭より 1.5 mm 以上離れている
Group B	Group A 以外の孤立した網膜限局腫瘍 　3 mm 以上の腫瘤 　中心窩より 3 mm 以内もしくは視神経乳頭から 1.5 mm 以内 　腫瘍縁から 3 mm 以内の網膜下播種を伴わない網膜下液
Group C	局所性の孤立した腫瘍で，わずかに限局性播種を伴う 　腫瘍縁から 3 mm 以内に位置する限局性網膜下播種あるいは硝子体播種，または両方
Group D	明らかな硝子体播種または網膜下播種を伴うびまん性腫瘍 　腫瘍縁から 3 mm 以上に位置する網膜下播種あるいは硝子体播種，または両方
Group E	下記の所見を 1 つ以上認める 　腫瘍が眼球の 50% 以上を占める 　前部硝子体より前方（毛様体・前眼部含む）の腫瘍 　水晶体に接する腫瘍 　血管新生緑内障 　出血による硝子体・前房混濁 　無菌性眼窩蜂巣炎を伴う腫瘍壊死 　びまん性浸潤 　眼球癆に進んでいる

腫瘍縁から 3 mm 以内の限局性の網膜下播種あるいは硝子体播種，またはその両方を伴う腫瘍を指す．Group D は腫瘍縁から 3 mm 以上のびまん性の網膜下播種あるいは硝子体播種，またはその両方を伴う腫瘍である．Group E は，巨大腫瘍が眼球の 50% 以上を占め，水晶体に達する場合，前部硝子体より前方に腫瘍が存在する場合，血管新生緑内障，出血による硝子体・前房混濁，無菌性眼窩蜂巣炎を伴う腫瘍壊死を認める場合，びまん性浸潤を認める場合，眼球癆に進んでいる状態を指す（図 1）[1]．

前述の分類を元に，まず眼球を温存するのか，眼球摘出するべきかを判断する．眼球摘出が勧められるのは Group D および E の症例で，視機能が望めず，また他の眼球温存療法が困難な場合や温存に不安がある場合である[2]．一方，Group A～C の症例，あるいは Group D であるが両眼性の症例などは眼球温存療法が選択される（図 2：フローチャート）[3)4)]．眼球温存療法には局所療法，全身化学療法，選択的眼動脈注入（眼動注），硝子体内注射，放射線治療が挙げられる．

局所療法は Group A もしくは Group B の症例に良い適応となる．主な方法はレーザーによる網膜光凝固術や経瞳孔温熱療法，網膜冷凍凝固により，腫瘍の栄養動脈を焼灼したり，熱によるアポトーシス誘導を行ったりする．小線源療法も局所療法の 1 つであり，放射性物質を腫瘍の裏の強膜に縫い込んで放射線で治療を行うが，本邦では特定の施設でしか行われていない．

全身化学療法は，Group B～D の症例において，局所療法が有効になるまで腫瘍の体積を減少させる目的で行われる．ビンクリスチン，エトポシド，カルボプラチンを用いた治療（VEC 療法）が主流で，一般的に 6 クール施行される[5]．抗がん剤の全身投与は血球減少や難聴などの副作用が発症する可能性があり，保護者に十分説明する必要がある．また，抗がん剤の投与には中心静脈カテーテルの挿入が必要であり，小児の場合は全身麻酔下での挿入が推奨される．

眼動注は Group B～D の症例に適応となる治療で，高濃度の抗がん剤を直接，腫瘍栄養動脈に注入することによって，全身化学療法よりも合併症が少なく，高い効果が得られることが特徴的である．しかし，当治療も特定の施設でしか行われない．全身麻酔下で複数回の施行を要し，重篤な合併症として眼動脈の閉塞が起こることがある．硝

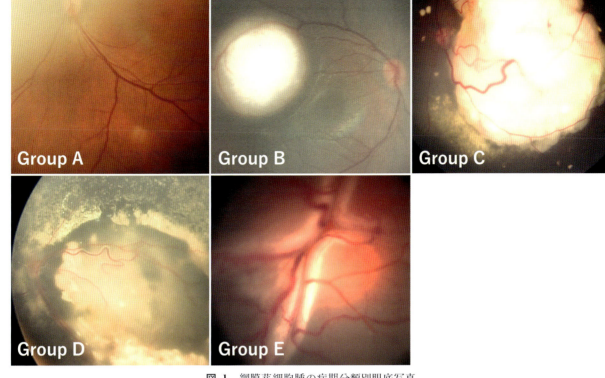

図 1. 網膜芽細胞腫の病期分類別眼底写真
腫瘍の大きさや位置，硝子体や網膜播種の有無，随伴症状の有無で分類を行う．

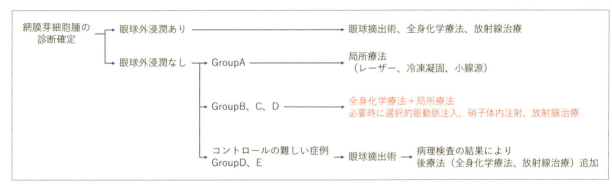

図 2. 網膜芽細胞腫の治療計画のフローチャート
病期分類のほか，患者や保護者の状況も考慮して計画を立てるべきである．

子体内注射は Group D や治療経過中に発生する硝子体播種に対して抗がん剤を硝子体内に注入して治療を行うが，これも特定の施設のみで行われている．合併症として，白内障，硝子体・網膜下出血，眼内炎などが報告されている[6]．

放射線治療は二次癌のリスクを高めるため，近年忌避される傾向にあるが，一方で他の治療に難治性の症例や，眼外浸潤例には選択される．X 線や陽子線が用いられるが，複数回の照射が必要で

あり，照射中は絶対安静が必須である．小児の場合，全身麻酔を必要とすることが多く，治療を行える施設は限られている．治療の副作用として，二次癌の発症のほか，眼窩骨の発育低下，放射線白内障・角膜症・網膜症の発症，眼球萎縮，下垂体への影響などが挙げられる．

眼球摘出は，保存療法によるリスクが高い場合に選択される．メリットとして，摘出眼球を病理検査することによって腫瘍の浸潤の程度がわか

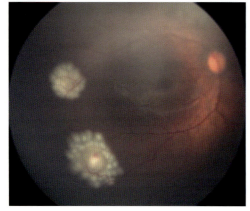

図 3. 網膜光凝固術による治療
腫瘍や腫瘍栄養血管が完全に凝固されるよう照射する．

り，その後の再発・全身転移へのリスクが判断しやすいことが挙げられる．視神経の篩板を超えた浸潤，脈絡膜への 3 mm を超える浸潤，眼球外浸潤の所見があれば，速やかに全身化学療法や放射線治療などの追加治療を検討する[7]．

術前計画を立てるうえで，検査の結果や，治療の選択肢を保護者，場合によっては本人に提示し，十分なインフォームド・コンセントを経て治療法を決定する．前述の治療は，眼科のみならず小児科，血液腫瘍科，放射線科，病理検査科など，他科との連携が重要になる．特に全身化学療法・放射線治療においては，不可逆的な副作用もあるため，血液腫瘍科・放射線科からも保護者に説明をしてもらう．また，治療計画を立てて全身麻酔下検査に臨んだ際に，周辺部までの眼底検査によって，新たな腫瘍が患眼もしくは他眼に見つかることもあり，計画を変更する可能性についても十分に説明しておく．

治療の実際：麻酔・手技・術後ケア

本項では，当施設で行っている手術（小線源療法，眼動注，硝子体内注射以外）について解説を行う．いずれの手技も，ほぼ全例全身麻酔が必要である．

局所療法として選択されるレーザーによる網膜光凝固術や経瞳孔温熱療法，網膜冷凍凝固は，腫瘍のサイズや丈に応じて治療を選択する．3 mm 以内の平坦な腫瘍は，網膜光凝固術によって制御可能である（図 3）．照射時間は 0.5〜1 秒で，腫瘍あるいは周辺部が白色になるまで徐々にパワーを上げていく．冷凍凝固の場合は，より丈の高い腫瘍で，かつ赤道部より前方にある症例に有用である．結膜切開の適否は，術前に圧迫子による眼底検査を行いプローブが届くかどうかを判断する．光凝固術は侵襲が少なく，全身麻酔で実施後，翌日には退院が可能だが，冷凍凝固は術後の嘔気・嘔吐や強い結膜浮腫を引き起こすため，数日入院を要する場合が多い．

眼球摘出における実際の手技としては，以下の順番で行う．

1) 全身麻酔をかけ，十分に消毒を行う．
2) モスキート鉗子で外眼角をしばらく圧迫止血した後，外眼角切開を行う．
3) 球結膜を角膜輪部に沿って 360°全周切開し，3 時と 9 時に結膜減張切開を作成する．
4) 4 直筋の間のテノン囊と強膜を鈍的に剝離し，4 直筋を露出しやすくする．
5) 外直筋を同定して斜視鉤をかけ，付着部に目印となる絹糸をかけておく．外直筋に 6-0 のナイロン糸を通糸しておき（図 4-①），付着部と通糸部の間をバイポーラで焼灼，止血後切筋する．付着部側の筋肉はなるべく長めに残す．
6) 内直筋，上直筋，下直筋も同様に 6-0 ナイロン糸を通糸，止血後切筋する（図 4-②）．上斜筋，下斜筋は止血後切筋する．
7) 眼球固定鑷子で内直筋付着部と外直筋付着部を把持する．
8) 開瞼器を外し，4 直筋につながるナイロン糸を整理した後，眼球固定鑷子を前方に牽引し，眼瞼を眼球後方へ押し下げて，眼球を脱臼させる（図 4-③）．
9) 眼球固定鑷子で眼球を前方に牽引把持したまま，耳下側から視神経剪刀を閉じたまま眼球後方へ挿入し，左右に動かして，視神経の位置を確認する．視神経に触れると，眼球が動く．
10) 視神経剪刀を開き，眼窩の奥に押しつけるようにして，視神経をしっかり挟み，視神経を

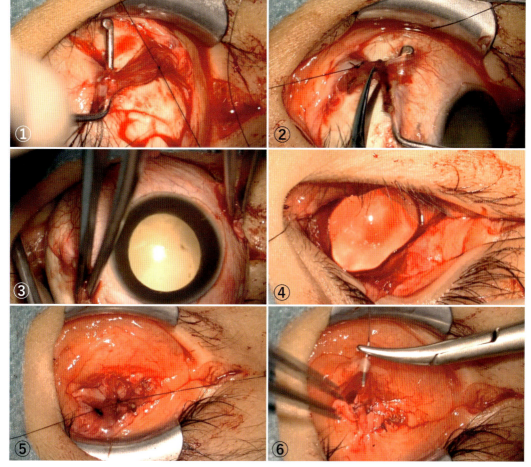

図 4. 眼球摘出術の実際の手技
①直筋の遠位側にナイロン糸を通糸する．
②ナイロン糸の通糸後，止血して直筋を眼球から切り離す．
③眼球固定鑷子で把持し眼球を脱臼させる．
④義眼台を挿入する．
⑤4 直筋を十文字に結紮する．
⑥テノン囊を吸収糸で縫合する．

できるだけ後方で切断する．
11) 確実に切断すると眼球が持ち上がるので，ただちに周囲組織を剝離・切断し，眼球を摘出する．
12) 眼窩先端部へ丸く成形したガーゼを詰め，さらに上からガーゼによる圧迫止血を行う．
13) 10 分程度圧迫した後，ガーゼを取り除き，止血を確認する．残存する出血に対しては，出血点をバイポーラで凝固して，十分に止血を行う．
14) 病理迅速診断にて摘出眼球の視神経断端に腫瘍浸潤がないことを確認する．
15) 義眼台を挿入する場合は，眼窩に挿入する（図 4-④）．当施設では，アクリル製のレジン球を挿入している．大きさは，入れられる最も大きいサイズが良いが，大きすぎると術後創部より脱出する可能性がある．
16) ナイロン糸のついた 4 直筋を，それぞれ水平方向，垂直方向に結紮した後，さらに水平筋と垂直筋を結紮し，義眼台が脱出しないようにする（図 4-⑤）．
17) テノン囊を 6-0 バイクリルで密に縫合する（図 4-⑥）．その後，結膜を 9-0 シルクで縫合する．

18) ステロイド，抗菌薬の結膜下注射を行う．
19) 外眼角切開部を6-0バイクリルで縫合する．
20) 創部にステロイド・抗菌薬軟膏を点入し，ガーゼを詰め，上からガーゼをあてがい，弾包で圧迫して固定する．

術後は，術翌日まで安静とする．翌日，ガーゼを外して出血の程度を確認する．軽度の出血であれば，眼軟膏を再度点入し，ガーゼを詰め直し，圧迫眼帯とする．同様の包帯交換を毎日1回継続して行う．一般的に，出血は1週間以内でおさまることが多い．止血後は有窓義眼を挿入し，点眼での加療に切り替える．有窓義眼挿入中はガーゼを1枚あてておき，滲出液の有無を確認する．滲出がほとんどなくなったら退院可能となる．退院時に義眼について情報提供を行い，義眼の調整および作製を進める．

術後の経過観察

治療後の経過観察は，行われた治療によりポイントが異なる．温存療法を選択した場合，再発した症例の多くは1～2年以内に発症しており，入念な眼底診察の計画が必要である．一方で，眼球摘出を行った場合は，摘出した眼の創部離解や義眼台の脱出がないか，義眼装用のトラブルがないか，また対眼に新規病変の出現がないかを確認する．

両眼性の症例では生後6か月以内に71％，7か月以降で25％に新規腫瘍が発生する可能性があると報告されており，特に0歳代は短期間での観察を要する．さらに，三側性網膜芽細胞腫のスクリーニングのために，1年間は3か月ごと，その後の3年は少なくとも年2回の画像検査が推奨されている．眼底検査は一般的に1～3か月ごとに，可能であれば全身麻酔下での診察が望ましいとされている．リスク管理には遺伝学的検査（*RB1*スクリーニング）が有用である[8]．

おわりに

網膜芽細胞腫は5歳頃まで新規病変を認めることがあるほか，一度治療した後も再発を認める場合があり，長期にわたる十分な定期観察を要する．特に両眼性の患者に対しては，一生涯にわたる眼科診察，および全身の経過観察が必要である．成長した患者に対しては，遺伝カウンセリングを行い，子どもができたら可能な限り早く眼科医に診せることを説明し，早期発見・治療につながるよう努めていく．

文　献

1) Linn Murphree A：Intraocular retinoblastoma：the case for a new group classification. Ophthalmology Clin North Am, **18**(1)：41-53, viii, 2005.
2) Shields CL, Shields JA：Recent developments in the management of retinoblastoma. J Ped Ophthalmology Strabismus, **36**(1)：8-18；quiz 35-6, 1999.
3) 網膜芽細胞腫全国登録委員会：網膜芽細胞腫の診断基準と治療基準．日眼会誌，**119**(6)：410-411, 2015.
4) 日本小児血液・がん学会編：第5章 網膜芽細胞腫．小児がん診療ガイドライン 2016年版 第2版．金原出版，pp.153-197, 2016.
    Summary 日本における網膜芽細胞腫の診断・治療ガイドライン．
5) Shields CL, Shields JA, Needle M, et al：Combined chemoreduction and adjuvant treatment for intraocular retinoblastoma. Ophthalmology, **104**(12)：2101-2111, 1997.
6) Suzuki S, Kaneko A：Management of intraocular retinoblastoma and ocular prognosis. Int J Clin Oncol, **9**(1)：1-6, 2004.
7) Sastre X, Chantada GL, Doz F, et al：Proceedings of the consensus meetings from the International Retinoblastoma Staging Working Group on the pathology guidelines for the examination of enucleated eyes and evaluation of prognostic risk factors in retinoblastoma. Arch Pathol Lab Med, **133**(8)：1199-1202, 2009.
8) Skalet AH, Gombos DS, Gallie BL, et al：Screening Children at Risk for Retinoblastoma：Consensus Report from the American Association of Ophthalmic Oncologists and Pathologists. Ophthalmology, **125**(3)：453-458, 2018.
    Summary 網膜芽細胞腫治療後の患者の経過観察について，間隔や判断材料につき述べている．

特集／徹底的に基本を学ぶ！子どもの眼の手術入門
―術前計画・麻酔・手技・術後ケア―

未熟児網膜症治療の術前計画・麻酔・手技・術後ケア

野々部典枝*

Key Words: 未熟児網膜症(retinopathy of prematurity), 血管内皮増殖因子(vascular endothelial growth factor), 網膜光凝固術(retinal photocoagulation), 硝子体内注射(intravitreal injection)

Abstract:未熟児網膜症(ROP)の診療は，厳重な全身管理を要する新生児期からなるべく全身状態を悪化させないよう診察し，治療時期を判断し，術後管理や退院後の経過観察も考慮したうえで治療方法を選択するという長期的な視点での治療計画が必要である．現在活動期 ROP の治療は網膜光凝固術と抗血管内皮増殖因子薬硝子体内注射のどちらかを選択できるようになったが，治療にかかる時間や再発率，退院後の受診間隔，晩期合併症などが異なるため，児の全身状態や家族の背景などを把握して治療を選択する必要がある．そのためには早期から小児科の医師および担当看護師などのスタッフと綿密に連携し，児の情報を共有しておくことが重要である．

はじめに

未熟児網膜症(retinopathy of prematurity：ROP)は，網膜血管が未発達のまま生まれた早産児に発症する血管増殖性疾患であり，早産児の重大な合併症の1つである．増殖が進行すると網膜剥離をきたし，黄斑部まで剥離した症例では手術治療を行って網膜復位を得ても，良好な視力を得ることは極めて困難となる．しかし，治療の選択肢が増えた現在は，適切な時期のスクリーニングと治療によって重症化を回避できる可能性が高まっている．太刀川らは，東京都多施設研究の第3報[1]において硝子体手術に至った症例は305例中1例(0.3%)のみであり，抗血管内皮増殖因子(vascular endothelial growth factor：VEGF)療法と網膜光凝固術の単独あるいは併用によって治癒した症例が増えた可能性があると述べている．

これらの治療を適切に施行するためのポイントを解説する．

術前計画

1．治療日程の決定

ROP の初回治療時期は網膜光凝固術を行う場合も抗 VEGF 療法を行う場合も同様に ETROP study[2]の基準に準じている．つまり，国際基準に基づいて，① plus disease を伴う zone Ⅰ すべての ROP，② plus disease を伴わない zone Ⅰ stage 3 ROP，③ plus disease を伴う zone Ⅱ stage 3 ROP では診断後72時間以内に，④ aggressive ROP(AROP)では診断がつき次第，可及的速やかに治療を行うことが推奨されている．Plus disease を伴う zone Ⅱ stage 2 ROP の治療適応については RAINBOW study[3]の対象とはなっておらず，FIREFLEYE study[4]では適応が拡大されて治験の対象に含まれたため，使用する薬剤により個々での対応が必要である[5]．修正在胎週数35〜

---

* Norie NONOBE, 〒491-0113　一宮市浅井町西浅井字郷中 25-1　医療法人惇成会いとう眼科, 院長

36週頃に初回治療開始となることが多く[1)6)]，全身状態不良などの理由で初回眼底検査が遅れている場合には，初診後すぐに治療が必要となる可能性があり注意が必要である．特にAROPでは平均注射時期が生後70.2日という報告[6)]があり，修正30週頃には治療が必要となる場合があるため，早産児が新生児集中治療室(NICU)に入室した段階で眼科にも情報を共有してもらうとよい．治療が必要な病期と診断したら，速やかにNICUスタッフと治療日程について協議し，家族に連絡する．急に治療が必要となる場合もあるが，突然の呼び出しは家族に不安を与え，トラブルのもとになるため，可能であればROPの進行具合をみて，治療の可能性のある児の家族には事前に疾患や治療方法について十分に説明しておき，必要時に速やかに承諾が得られるように準備しておくとよい．

2．治療方法の選択

ROP治療においては，Ranibizumab，Afliberceptの2つの抗VEGF薬が国際治験[3)4)]を終え，日本において活動期ROPに対する治療適応を取得し，初回治療が網膜光凝固から抗VEGF薬硝子体内注射に変化しつつある．世界的にも同様の傾向がみられ，これにあわせて国際分類も現状を反映した第3版[7)]に改訂された．現時点では治療法の選択に明確な基準がなく，初回治療を網膜光凝固術にするか抗VEGF療法にするか，抗VEGF薬の種類はRanibizumabにするかAfliberceptにするかは各施設の状況や，治療する眼科医の判断に委ねられている．網膜光凝固術はすでに確立された治療法でありこれまでの標準治療であったが，手技の習得に時間がかかり，若手医師への技術の継承が不足していることや，治療時間が長く患児への全身的な負担が大きいこと，治療後の強度近視化などの課題があった．しかし，いったん鎮静化を得ると再燃率は高くなく，退院後の通院間隔も抗VEGF療法後ほど頻繁でなくてよい．抗VEGF療法は治療時に短時間で済むが経過観察期間が長いことと，一定数再燃がみられること，多くの症例で網膜無血管領域の残存(persistent avascular retina：PAR)がみられ，その部位に対してどのような対応を行うか定まっていないことが課題であり，退院後も頻回の外来通院が必要となる．治療選択のポイントとしては，血管の伸長程度と眼底の視認性，退院後の通院が可能かどうかである．AROPやzone Ⅰ ROPのように血管の伸長の悪い例では，術前の眼底の視認性も悪く，網膜光凝固だと凝固が不十分になりやすい．そこで，筆者は初回治療として抗VEGF療法を行って，いったんROPの活動性を低下させてから，追加治療の必要が生じた場合に網膜光凝固を検討するのがよいと考えている．初回抗VEGF療法後に再燃して追加治療が必要となったとしても，再燃までの間に体重増加や呼吸状態の安定など患児の全身状態の改善が見込まれ，さらに初回治療時より周辺に網膜血管が伸びることで黄斑近傍への光凝固を回避することができるからである．網膜血管がzone Ⅱまで伸びている例などでは治療成績に差がないことや，近視化も軽いことが多いため，退院後の頻回通院が困難な場合では初回から網膜光凝固術を選択することもある．

3．麻酔・鎮痛・鎮静

名古屋大学ではROP治療はNICU内で行い，抗VEGF療法・網膜光凝固術のいずれにおいてもミダゾラムとペンタゾシンを静脈投与し，小児科医師による鎮痛・鎮静を施行してもらっている．ROPに対する網膜光凝固術を行う際の鎮静・鎮痛に関して，吸入麻酔，静脈麻酔，局所麻酔の有効性について多施設共同研究[8)]を行い，網膜光凝固術の際には眼球の局所麻酔のみでは鎮静・鎮痛が不十分であることを示唆する結果を得ている．治療にかかる時間は抗VEGF療法のほうが短く，一方網膜光凝固術では1時間以上かかることもあるため，治療法によって鎮静に必要な薬剤の総投与量が異なり，周術期の呼吸管理や術後の経腸栄養の再開についても違いが生じる．おおよそ予想される治療時間を伝え，全身状態を考慮して小児科医師に最適な鎮静開始のタイミングと薬剤投与量を調整していただく．すでに抜管後で経鼻的持続

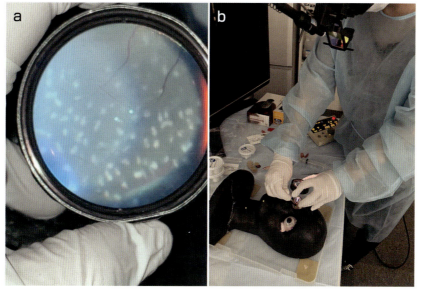

図 1. 豚眼での双眼倒像鏡レーザー練習
実際の凝固斑の状態(a)をみながら凝固条件を変更したり，強膜圧迫子を使用して(b)，網膜周辺部への凝固が体験できる．

陽圧呼吸管理などを行っている場合は抗 VEGF 療法では再挿管の必要はない場合が多いが，いつでもマスク換気に切り替えられるよう傍に小児科医師に待機してもらう．網膜光凝固術の場合は術者の技量によって治療にかかる時間にかなりの差が出る可能性があり，挿管で呼吸管理をしたほうがしっかりと鎮痛・鎮静でき，全身状態の安定につながる場合もある．

実際の治療

1．網膜光凝固術

使用するレーザーの波長によって瘢痕の出方が異なるため，装置の特性を把握して出力を調整する．網膜になるべく垂直に照射光が当たるよう児の顔の向きを傾けたり，鉤で眼球を回旋させる．黄斑の近傍の凝固は，将来凝固斑の拡大が起こることを考慮して施行する必要がある．名古屋大学で網膜光凝固を行う場合としては，自宅が遠方などで退院後の頻回通院が困難と予想される例・網膜血管の先端部が zone Ⅱ に達しており，かつ家族が希望する例・眼局所の感染症がある例・初回抗 VEGF 療法後 1 か月経過していない例・すでに 2 回抗 VEGF 療法を行っている例である．近年は初回治療として抗 VEGF 療法を選択することが増え，若手医師の網膜光凝固術の経験不足が懸念されている．豚眼を使ったトレーニング(図1)などで，普段から双眼倒像鏡レーザー機器の扱いを習得しておくとよい．

1）初回治療として網膜光凝固術を施行する場合

眼底の透見が不良だと十分な凝固ができず鎮静化を得られないため，術前の散瞳点眼を確実に行うことが非常に重要である．施行の 1 時間ほど前から 10 分おきに 3 回程度点眼する．瞼に浮腫があったり，瞼裂が小さく点眼が入りにくいため，散瞳不良の場合には眼の状態が悪くて散瞳不良なのか，点眼が入っていないために散瞳できていないのかを見極める必要がある．もし点眼がうまくできていないことが疑われる場合には自分で再度点眼して確認する．凝固は網膜の無血管領域を鋸状縁まで 1 凝固斑程度の間隔をあけて行う．AROP では初回治療時期が早いことが多く，水晶体血管膜の怒張が高度で散瞳が不良であったり硝子体混濁や硝子体出血で網膜の視認性も悪い．このため，施行に長時間かかったり，凝固が不十分になりやすい．そのような状況であれば初回治療として抗 VEGF 療法を行って，いったん ROP の活動性を低下させてから，追加治療の必要が生じ

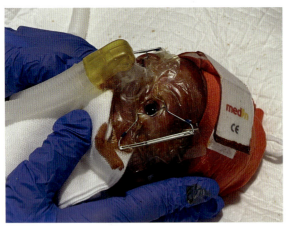

図2. 消毒後開瞼器装着時の様子
消毒や洗眼をするときは児の頭の下に防水シーツを敷く．眼瞼に透明フィルムを貼って分泌物から術野を保護している．瞼を覆うタイプの開瞼器ならば不要である．この例では両眼同時に注射するため両側を消毒している．

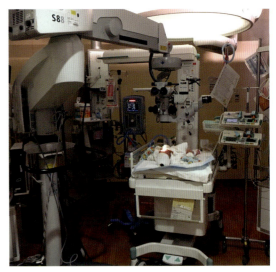

図3. 硝子体注射施行時の顕微鏡と児の位置関係
開放型の保育器の場合は写真のように児をなるべく頭部が先端部までくるような位置に調整する．閉鎖型の保育器から出せない場合は天井を開ける．臥床台を引き出すなどで対応する．

た場合に網膜光凝固を検討するのがよい．また，AROPでは周辺部の無血管領域が広く，さらに後極を含む有血管網膜の領域内でも毛細血管が閉塞し，多量のVEGFの放出と病的血管新生が生じる．Classic ROPの場合よりもさらに密に凝固し，有血管領域にも数列踏み込んで凝固する必要があり凝固数が多くなるほか，黄斑部近くも凝固せねばならず，視力不良や強度近視につながることに留意する．

2) 追加治療として網膜光凝固を行う場合

AROPやzone I ROPでは抗VEGF療法後1か月以内に再燃して追加治療が必要となることも多い．抗VEGF療法は前の施行から1か月以上あいていないと施行できないため，それより早く再燃し追加治療の必要が生じた場合には網膜光凝固術を行う．抗VEGF療法後の追加治療として網膜光凝固を行う場合では，初回治療として網膜光凝固を行う場合よりも網膜血管が伸長し，無血管領域は減少していることが多い．黄斑近くへの凝固を回避できる可能性があり，また，凝固数が少なければ将来的に近視になりにくく[9)10)]有利である．しかし，より周辺部への凝固となるため，強膜を内陥させて眼底観察を行う場合も多く，技術的な熟練が必要である．

2．抗VEGF薬硝子体内注射

硝子体内注射では，その施行にあたって患児の眼球が極めて小さく，早産児特有の眼球構造を有すること，指示動作に従えず，眼球運動を制御することが困難なため全身麻酔や鎮静が必要なことなど，成人の硝子体内注射に比べると難易度は極めて高いことを念頭におく．また，薬剤は高価であり，DPC（診断群分類）病院で行われるため病院の負担となっている．注射の施行場所はNICUが多い[6)]が，病院の状況によっては手術室へ移動することも考えられる．未熟児網膜症に対する抗VEGF療法の手引き（第2版）[5)]に従って洗眼し，消毒を施行する．消毒時には鼻や口に消毒液が流れていかないようガーゼなどで保護する（図2）．鎮静が不十分であると眼球が動くので，水晶体への誤穿刺に十分留意し，鑷子などで眼球を固定して輪部から1～1.5 mmの距離から真下に向けて穿刺する．新生児は眼球に占める水晶体容積が大きいため，誤って水晶体に穿刺しないよう穿刺方向に注意する．成人の硝子体内注射を行っている術者は針の向きが傾きやすい．誤って水晶体を穿刺すると徐々に白内障になり，手術が必要とな

る[11]ことがある．慣れないうちは顕微鏡下，鎮静下で行う(図3)のが安全である．また，早産児は毛様体扁平部が未熟なため輪部から距離をとりすぎると網膜を貫通してしまうので，輪部からの距離を確実に測定して穿刺部位を決定する．開瞼したときに角膜部分が比較的術野を占めてしまうため，穿刺部位の候補となる場所は限定的である．穿刺場所は成人では術者の利き手側の上方であることが多いが，ROPに施行するときは眼球が上転していることも多く，下方から穿刺する場合もある(図4)．成人との違いで感じるのは，眼球の弾力があること，頭部が小さいので両手の固定場所がなく処置中の自身の手が安定しにくいことである．自身の手を児の額に当てるか，児の頭部周囲に砂嚢をおいて術者の手の固定位置を調整してもよい．新生児の眼軸は短いため，穿刺する針の長さが8～12 mm程度ある場合は根本まで刺さずに途中で止めないと後極に刺さってしまう[12]ので留意する．保育器の機種によって高さ調節に限界があり，座って手技ができない場合は立位で手技を行うこともある．

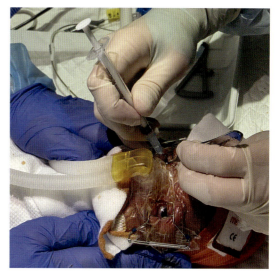

図4．穿刺
写真では眼球が上転しているため，右眼耳下側から穿刺している．

術後の経過観察

1．網膜光凝固術後

凝固直後は炎症も起こるため，数日は後極部の拡張蛇行がやや強くなるが，約1週間で軽快し，増殖組織が退縮し始める．AROPをレーザー単独で治療すると，治療後だいたい1週間～10日程度の早い段階で比較的高率に再治療が必要になるため，追加治療についてあらかじめ考えておく必要がある．光凝固の施行時に長時間無理な強膜内陥を行うと角膜が混濁し，施行中から視認性が悪くなるほか，術後の評価が困難になるため不必要な強膜圧迫は行わない．凝固数が多い場合には虹彩後癒着の予防のため，ステロイドの点眼やアトロピンの点眼を併用する．鎮静化した後は外来で数か月に一度程度で屈折や眼位，視力の発達について経過観察し，必要に応じて眼鏡装用などの治療介入を行う．

2．抗VEGF療法後

投与後数日以内に網膜血管の拡張蛇行が改善し始め(図5)，1～3週間程度で増殖組織や隆起が消失し，その後網膜血管が伸長し始める．しかし，多くの症例に境界線，隆起が再燃し，Ranibizumab投与後(中央値8週)の31%に追加治療が必要[3]となり，Aflibercept注射後(平均79.3日)の17.8%に2回目の注射，11.1%に光凝固を行っている[4]．このときの治療基準も前述の初回治療と同様であり，plus diseaseの再出現は特に重要な所見である．再燃追加治療の危険因子[13]は，在胎週数が短い，出生時体重が軽い，壊死性腸炎，入院期間が長い，zone Ⅰ，APROPであり，これらに該当する場合には特に慎重に経過観察を行い，追加治療の可能性を考えて退院時期などについても小児科医師と相談が必要となる．退院後に追加治療が必要となった場合には，手術室で全身麻酔下で行う可能性があり，緊急入院や緊急手術などの手配管理が非常に困難となるためである．退院後も網膜血管がzone Ⅲに到達していない場合，投与後17週までは週1回の眼底検査が推奨されている．また投与後1年間は可能な限り2週間に1回程度の眼底検査を行うことが望ましいとされている．徐々に体が大きくなり，仰臥位での眼底検査が困難になってくると網膜周辺部の観察はよ

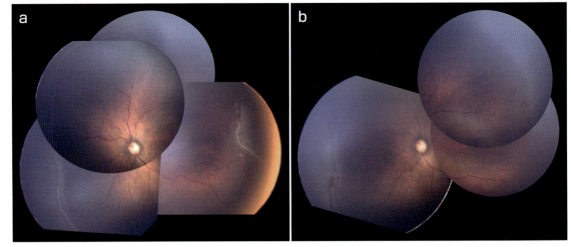

図 5.
a：Aflibercept 硝子体内注射直前左眼（修正 34 週 5 日）
b：治療後 1 週間

り難しくなる．指示動作にも従ってくれないことが多く，そのような場合には必要に応じて鎮静で眼底検査を行ったり，広角眼底撮影で周辺部の経過観察を行うのがよい．

おわりに

ROP 診療において治療の選択肢が増えたことは大変意義のあることであり，各治療，各薬剤それぞれの長所を生かした最適な治療選択と術後管理を行うことで，長期的に児の視機能が良好に発達していくことが最大の目標である．また，スタッフ間の綿密なコミュニケーションは長期的な治療計画を立てるうえで必須である．ROP は活動期の治療が終了して瘢痕期となっても一生涯眼科介入が必要である．今後 ROP 治療が施設による格差なく，標準的に上記の治療や経過観察が行えるようになれば幸いである．

文　献

1) 太刀川貴子，武井正人，清田眞理子ほか：超低出生体重児における未熟児網膜症：東京都多施設研究（第3報）．日眼会誌，**128**：401-409，2024.
   Summary 2020～2021 年に東京都で出生した超低出生体重児の ROP 発症および治療についての報告．初回治療において網膜光凝固よりも抗 VEGF 療法を選択する割合が増加していた．ま た，硝子体手術に至る例が減少していた．
2) Early Treatment For Retinopathy of Prematurity Cooperative Group：Revised indications for the treatment of retinopathy of prematurity：results of the early treatment for retinopathy of prematurity randomized trial. Arch Ophthalmol, **121**：1684-1694, 2003.
3) Stahl A, Lepore D, Fielder A, et al：Ranibizumab versus laser therapy for the treatment of very low birthweight infants with retinopathy of prematurity(RAINBOW)：an open-label randomised controlled trial. Lancet, **394**：1551-1559, 2019.
4) Stahl A, Sukgen EA, Wu WC, et al：Effect of Intravitreal Aflibercept vs Laser Photocoagulation on Treatment Success of Retinopathy of Prematurity：The FIREFLEYE Randomized Clinical Trial. JAMA, **328**：348-359, 2022.
5) 未熟児網膜症眼科管理対策委員会：未熟児網膜症に対する抗 VEGF 療法の手引き（第2版）．日眼会誌，**127**：570-578，2023.
6) Patel NA, Acaba-Berrocal LA, Hoyek S, et al：Practice Patterns and outcomes of intravitreal Anti-VEGF injection for retinopathy of prematurity：An International multicenter study. Ophthalmology, **129**：1380-1388, 2022.
   Summary 2007～2021 年に治療された 918 例の ROP に対する抗 VEGF 療法の実臨床データを集積した多施設研究．
7) Chiang MF, Quinn GE, Fielder AR, et al：International Classification of Retinopathy of Prematurity, Third Edition. Ophthalmology, **128**(10)：

e51-e68, 2021.
8) Sato Y, Oshiro M, Takemoto K, et al：Multicenter observational study comparing sedation/analgesia protocols for laser photocoagulation treatment of retinopathy of prematurity. J Perinatol, **35**(11)：965-969, 2015.
9) Inoue T, Asaoka R, Hashimoto Y, et al：Does the number of laser applications for ROP treatment influene the degree of myopia? Graefe's Arch Clin Exp Ophthalmol, **259**：317-322, 2021.
10) Anand N, Blair MP, Greenwald MJ, et al：Refractive outcomes comparing primary laser to primary bevacizumab with delayed laser for type 1 ROP. J AAPOS, **23**：88.e1-88.e6, 2019.
11) Vanathi M, Kumawat D, Singh R, et al：Iatrogenic crystalline lens injury in pediatric eyes following intravitreal injection for retinopathy of prematurity. J Pediatr Ophthalmol Strabismus, **56**：162-167, 2019.
12) Wright LM, Vrcek IM, Scribbick FW 3rd, et al：Technique for Infant Intravitreal Injection in Treatment of Retinopathy of Prematurity. Retina, **37**：2188-2190, 2017.
13) Mintz-Hittner HA, Geloneck MM, Chuang AZ：Clinical Management of Recurrent Retinopathy of Prematurity after Intravitreal Bevacizumab Monotherapy. Ophthalmology, **123**：1845-1855, 2016.

Monthly Book OCULISTA
創刊5周年記念書籍

好評書籍

すぐに役立つ 眼科日常診療のポイント
―私はこうしている―

■編集 大橋裕一(愛媛大学学長)／村上 晶(順天堂大学眼科教授)／高橋 浩(日本医科大学眼科教授)

日常診療ですぐに使える！
診療の際にぜひそばに置いておきたい一書です！

眼科疾患の治療に留まらず、基本の検査機器の使い方からよくある疾患、手こずる疾患などを豊富な図写真とともに詳述！患者さんへのインフォームドコンセントの具体例を多数掲載！

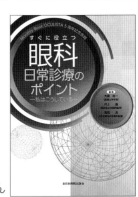

■2018年10月発売　オールカラー　B5判
300頁　定価10,450円(本体 9,500円+税)
※Monthly Book OCULISTA の定期購読には含まれておりません

Contents

I　外来診療における検査機器の上手な使い方
1. 視力検査（コントラスト，高次収差を含む）
2. 前眼部 OCT
   ①角膜・水晶体
   ②緑内障
3. 角膜形状解析（ケラトメータも含めて）
4. 角膜内皮スペキュラー
5. 後眼部 OCT
   ①眼底疾患
   ②OCT angiography
   ③緑内障
6. ハンフリー視野計とゴールドマン視野計
7. 眼圧計

II　よくある異常―眼科外来での鑑別診断のコツ
1. 流涙症
2. 角膜混濁
3. 眼底出血
4. 飛蚊症
5. 硝子体混濁（出血を含む）
6. 視野異常・暗点
7. 眼瞼下垂・瞬目異常
8. 眼位異常
9. 複視
10. 眼球突出

III　日常診療でよく遭遇する眼疾患のマネージメント
1. 結膜炎
2. 老視
3. 近視
4. ぶどう膜炎
5. コンタクトレンズ合併症
   ①フルオレセイン染色パターンからの診断
   ②マネージメントの実際
6. 正常眼圧緑内障の診断
7. 糖尿病網膜症
8. 黄斑浮腫
9. 眼瞼・結膜の腫瘤性病変

IV　誰もが手こずる眼疾患の治療
1. MRSA 感染症
2. 強膜炎
3. 落屑症候群
4. 濾過胞機能不全
5. 網膜静脈閉塞症―CRVO/BRVO
6. 中心性漿液性脈絡網膜症（CSC）
7. 特発性脈絡膜新生血管
8. 視神経炎
9. 甲状腺眼症
10. 心因性視覚障害

V　眼科外来で必要なインフォームドコンセント
1. 感染性結膜炎
2. 蛍光眼底撮影―FA, IA, OCT angiography
3. 外来小手術―霰粒腫・麦粒腫切開，翼状片
4. 小児眼科―先天鼻涙管閉塞，弱視治療について
5. 日帰り白内障手術
6. 眼内レンズ選択（度数・多焦点など）
7. 網膜光凝固・YAG レーザー
8. 眼局所注射
9. コンタクトレンズ処方（レンズケアを含む）
10. サプリメント処方

 全日本病院出版会　〒113-0033 東京都文京区本郷 3-16-4　Tel:03-5689-5989
www.zenniti.com　Fax:03-5689-8030

Monthly Book

OCULISTA

2024. 3月増大号
No. 132

眼科検査機器はこう使う！

編集企画
二宮欣彦
行岡病院副院長

2024年3月発行　B5判　170頁
定価5,500円 (本体5,000円＋税)

この一冊で機器の使い方をマスター！
8つに細分化して項目立てされた
本特集は**様々な疾患における
診断や評価、検査方法**などを詳説！
豊富な図写真でわかりやすく、
エキスパート達の最新知見も
盛り込まれており、日常診療に役立つ
眼科医必携の増大号特集です。

目　次

Ⅰ．視機能検査
・視機能検査

Ⅱ．屈折・光学検査
・高次収差（波面センサー）

Ⅲ．視野検査
・ハンフリー静的視野検査

Ⅳ．眼軸長測定検査
・白内障手術のための光学式眼軸長測定装置
・近視進行管理に必須な光学式眼軸長測定装置

Ⅴ．広角眼底撮影
・外科的病態
・内科的病態

Ⅵ．前眼部OCT
・角膜診療
・白内障手術
・ICL手術のレンズサイズ決定における前眼部OCTの活用
・緑内障（隅角）
・緑内障（手術）

Ⅶ．OCT
・緑内障
・黄斑上膜, 黄斑円孔, 分層黄斑円孔
・Age related macular degeneration（加齢黄斑変性）
・網膜循環
・病的近視
・OCTアンギオグラフィー

Ⅷ．疾患別検査
・ドライアイの検査
・円錐角膜, 診断・治療のための検査

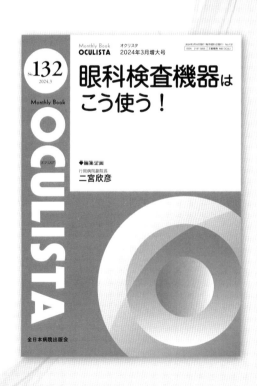

全日本病院出版会
〒113-0033　東京都文京区本郷3-16-4　Tel:03-5689-5989
www.zenniti.com　　　　　　　　　　　Fax:03-5689-8030

FAXによる注文・住所変更届け

改定：2024年1月

　毎度ご購読いただきましてありがとうございます．
　読者の皆様方に弊社の本をより確実にお届けさせていただくために，FAXでのご注文・住所変更届けを受けつけております．この機会に是非ご利用ください．

◇ご利用方法

　FAX専用注文書・住所変更届けは，そのまま切り離してFAX用紙としてご利用ください．また，注文の場合手続き終了後，ご購入商品と郵便振替用紙を同封してお送りいたします．**代金が税込5,000円をこえる場合，代金引換便とさせて頂きます．**その他，申し込み・変更届けの方法は電話，郵便はがきも同様です．

◇代金引換について

　代金が税込5,000円をこえる場合，代金引換とさせて頂きます．配達員が商品をお届けした際に，現金またはクレジットカード・デビットカードにて代金を配達員にお支払い下さい(本の代金＋消費税＋送料)．(※年間定期購読と同時に5,000円をこえるご注文を頂いた場合は代金引換とはなりません．郵便振替用紙を同封して発送いたします．代金後払いという形になります．送料は，定期購読を含むご注文の場合は弊社が負担します)

◇年間定期購読のお申し込みについて

　年間定期購読は，1年分を前金で頂いておりますため，代金引換とはなりません．郵便振替用紙を本と同封または別送いたします．送料弊社負担，また何月号からでもお申込み頂けます．
　毎年末，次年度定期購読のご案内をお送りいたしますので，定期購読更新のお手間が非常に少なく済みます．

◇住所変更届けについて

　年間購読をお申し込みされております方は，その期間中お届け先が変更します際，必ずご連絡下さいますようよろしくお願い致します．

◇取消，変更について

　取消，変更につきましては，お早めにFAX，お電話でお知らせ下さい．
　返品は，原則として受けつけておりませんが，返品の場合の郵送料はお客様負担とさせていただきます．その際は必ず弊社へご連絡ください．

◇ご送本について

　ご送本につきましては，ご注文がありましてから約1週間前後とみていただきたいと思います．

◇個人情報の利用目的

　お客様から収集させていただいた個人情報，ご注文情報は本サービスを提供する目的(本の発送，ご注文内容の確認，問い合わせに対しての回答等)以外には利用することはございません．

　その他，ご不明な点は弊社までご連絡ください．

株式会社 全日本病院出版会　〒113-0033 東京都文京区本郷3-16-4-7F
電話03(5689)5989　FAX03(5689)8030　郵便振替口座 00160-9-58753

FAX 専用注文書

年　　月　　日

○印	MB OCULISTA 5周年記念書籍	定価(税込)	冊数
	すぐに役立つ眼科日常診療のポイント―私はこうしている―	10,450 円	

（本書籍は定期購読には含まれておりません）

○印	MB OCULISTA	定価(税込)	冊数
	2025 年 1 月〜12 月定期購読（送料弊社負担）	41,800 円	
	2024 年 1 月〜12 月定期購読（送料弊社負担）	41,800 円	
	2023 年バックナンバーセット(No. 118〜129：計 12 冊)（送料弊社負担）	41,800 円	
	No. 132　眼科検査機器はこう使う！ 増大号	5,500 円	
	No. 120　今こそ学びたい！眼科手術手技の ABC 増大号	5,500 円	
	No. 108　「超」入門 眼瞼手術アトラス―術前診察から術後管理まで― 増大号	5,500 円	
	No. 96　眼科診療ガイドラインの活用法 増大号	5,500 円	
	MB OCULISTA バックナンバー（号数と冊数をご記入ください）		
	No.　　／　　冊　　No.　　／　　冊　　No.　　／　　冊		
	No.　　／　　冊　　No.　　／　　冊　　No.　　／　　冊		

○印	PEPARS	定価(税込)	冊数
	2025 年 1 月〜12 月定期購読（送料弊社負担）	42,020 円	
	PEPARS No. 195 顔面の美容外科 Basic & Advance 増大号	6,600 円	
	PEPARS No. 171 眼瞼の手術アトラス―手術の流れが見える― 増大号	5,720 円	
	PEPARS バックナンバー（号数と冊数をご記入ください）		
	No.　　／　　冊　　No.　　／　　冊　　No.　　／　　冊		
	No.　　／　　冊　　No.　　／　　冊　　No.　　／　　冊		

○印	書籍	定価(税込)	冊数
	角膜テキスト臨床版―症例から紐解く角膜疾患の診断と治療― 新刊	11,000 円	
	ファーストステップ！子どもの視機能をみる―スクリーニングと外来診療―	7,480 円	
	ここからスタート！眼形成手術の基本手技	8,250 円	
	超アトラス 眼瞼手術―眼科・形成外科の考えるポイント―	10,780 円	

お名前	フリガナ 　　　　　　　　　　　　　　　　　　　　　㊞	診療科
ご送付先	〒　　－ □自宅　　□お勤め先	
電話番号		□自宅　　□お勤め先

雑誌・書籍の申し込み合計 5,000 円以上のご注文は代金引換発送になります

―お問い合わせ先―
㈱全日本病院出版会営業部
電話 03(5689)5989

FAX 03(5689)8030

FAX 03-5689-8030
全日本病院出版会行

年　月　日

住所変更届け

お名前	フリガナ	
お客様番号		毎回お送りしています封筒のお名前の右上に印字されております8ケタの番号をご記入下さい。
新お届け先	〒　　　　　都道 　　　　　　府県	
新電話番号	（　　　）	
変更日付	年　月　日より	月号より
旧お届け先	〒	

※ 年間購読を注文されております雑誌・書籍名に✓を付けて下さい。

- ☐ Monthly Book Orthopaedics （月刊誌）
- ☐ Monthly Book Derma. （月刊誌）
- ☐ Monthly Book Medical Rehabilitation （月刊誌）
- ☐ Monthly Book ENTONI （月刊誌）
- ☐ PEPARS （月刊誌）
- ☐ Monthly Book OCULISTA （月刊誌）

FAX 03-5689-8030
全日本病院出版会行

Monthly Book OCULISTA バックナンバー一覧

2024.9. 現在

通常号 3,300 円（本体 3,000 円＋税）　　増大号 5,500 円（本体 5,000 円＋税）

2021 年

- No. 94　達人に学ぶ！最新緑内障手術のコツ　編／谷戸正樹
- No. 95　確かめよう！乱視の基礎 見直そう！乱視の診療　編／大内雅之
- No. 96　眼科診療ガイドラインの活用法 増大　編／白根雅子
- No. 97　ICL のここが知りたい―基本から臨床まで―　編／北澤世志博
- No. 98　こども眼科外来 はじめの一歩　―乳幼児から小児まで―　編／野村耕治・中西（山田）裕子
- No. 99　斜視のロジック 系統的診察法　編／根岸貴志
- No. 100　オキュラーサーフェス診療の基本と実践　編／近間泰一郎
- No. 101　超高齢者への眼科診療―傾向と対策―　編／小野浩一
- No. 102　水晶体脱臼・偏位と虹彩欠損トラブル　編／小早川信一郎
- No. 103　眼科医のための学校保健ガイド―最近の動向―　編／柏井真理子
- No. 104　硝子体混濁を見逃さない！　編／池田康博
- No. 105　強度近視・病的近視をどう診るか　編／馬場隆之

2022 年

- No. 106　角結膜疾患における小手術　―基本手技と達人のコツ―　編／小林 顕
- No. 107　眼科医のための薬理学のイロハ　編／土至田 宏
- No. 108　「超」入門 眼瞼手術アトラス　―術前診察から術後管理まで― 増大　編／嘉鳥信忠・今川幸宏
- No. 109　放っておけない眼瞼けいれん　―診断と治療のコツ―　編／木村亜紀子
- No. 110　どう診る？ 視野異常　編／松本長太
- No. 111　基本から学ぶ！ぶどう膜炎診療のポイント　編／南場研一
- No. 112　年代別・目的別 眼鏡・コンタクトレンズ処方　―私はこうしている―　編／野田 徹・前田直之
- No. 113　ステップアップ！黄斑疾患診療　―コツとピットフォールを中心に―　編／井上 真
- No. 114　知らないでは済まされない眼病理　編／久保田敏昭
- No. 115　知っておきたい！眼科の保険診療　編／柿田哲彦
- No. 116　眼科アレルギー疾患アップデート　編／海老原伸行
- No. 117　眼と全身疾患―眼科医からのメッセージ―　編／山田晴彦

2023 年

- No. 118　低侵襲緑内障手術（MIGS）の基本と実践　―術式選択と創意工夫―　編／稲谷 大
- No. 119　再考！角膜炎診療　―感染性角膜炎の病原体と標的治療―　編／戸所大輔
- No. 120　今こそ学びたい！眼科手術手技の ABC 増大　編／太田俊彦
- No. 121　プレミアム眼内レンズ アップデート　編／國重智之
- No. 122　眼腫瘍診断テクニック―臨床所見と画像診断―　編／臼井嘉彦
- No. 123　まずはここから！ 涙道診療の立ち上げ　―クリニックから大学病院まで―　編／白石 敦
- No. 124　複視の治療方針アプローチ　編／後関利明
- No. 125　エキスパートに学ぶ！　眼外傷の治療選択と処置の実際　編／恩田秀寿
- No. 126　眼のアンチエイジング　編／鈴木 智
- No. 127　抗 VEGF 療法をマスターする！　編／古泉英貴
- No. 128　ドライアイ診療の新時代　編／猪俣武範
- No. 129　隅角検査道場―基本と実践―　編／庄司拓平

2024 年

- No. 130　Step up！角膜移植術アップデート　編／林 孝彦
- No. 131　臨床直結！見直したい光凝固療法　編／中尾新太郎
- No. 132　眼科検査機器はこう使う！ 増大　編／二宮欣彦
- No. 133　眼科手術の基本　―器具・操作のロジック―　編／江口秀一郎
- No. 134　オルソケラトロジー診療の基本のキ　―これから始める人に―　編／平岡孝浩
- No. 135　押さえておきたい乱視・収差の診かた　―診断のポイントと対処法―　編／飯田嘉彦
- No. 136　コンタクトレンズ処方＆ケア update　編／鈴木 崇
- No. 137　今だから知りたい！老視研究・診療の最前線　編／根岸一乃
- No. 138　隠れた所見を見逃すな！眼科画像診断アトラス　編／三浦雅博

各目次等の詳しい内容はホームページ（www.zenniti.com）をご覧ください．

次号予告(11月号)

術者が伝えたい！眼内レンズ挿入後のアフターフォロー

編集企画／めじろ安田眼科院長　安田　明弘

白内障手術―単焦点眼内レンズ―	加藤　祐司
白内障手術―多焦点眼内レンズ―	後藤　憲仁
眼内レンズ縫着術	塙本　宰
眼内レンズ強膜内固定術(鑷子法)の術後ケア―合併症と対処法―	太田　俊彦
眼内レンズ強膜内固定術―注射針法(フランジ法)―	山根　真
眼内レンズの摘出・交換	福岡佐知子
前房型有水晶体眼内レンズ	三木恵美子
後房型有水晶体眼内レンズ	五十嵐章史
白内障術後眼内炎	馬詰和比古
中毒性前眼部症候群	鈴木　崇

編集主幹：村上　晶　順天堂大学名誉教授
　　　　　高橋　浩　日本医科大学名誉教授
　　　　　堀　裕一　東邦大学教授

No. 139　編集企画：
森本　壮　大阪大学寄附講座准教授

Monthly Book OCULISTA　No. 139

2024年10月15日発行（毎月15日発行）
定価は表紙に表示してあります．
Printed in Japan

発行者　末定　広光
発行所　株式会社　全日本病院出版会
〒113-0033 東京都文京区本郷3丁目16番4号7階
電話 (03)5689-5989　Fax (03)5689-8030
郵便振替口座 00160-9-58753

印刷・製本　三報社印刷株式会社　電話 (03)3637-0005
広告取扱店　㈱メディカルブレーン　電話 (03)3814-5980

© ZEN・NIHONBYOIN・SHUPPANKAI, 2024

・本誌に掲載する著作物の複製権・翻訳権・上映権・譲渡権・公衆送信権（送信可能化権を含む）は株式会社全日本病院出版会が保有します．
・JCOPY ＜(社)出版者著作権管理機構　委託出版物＞
本誌の無断複写は著作権法上での例外を除き禁じられています．複写される場合は，そのつど事前に，(社)出版者著作権管理機構（電話 03-5244-5088, FAX 03-5244-5089, e-mail: info@jcopy.or.jp）の許諾を得てください．
・本誌をスキャン，デジタルデータ化することは複製に当たり，著作権法上の例外を除き違法です．代行業者等の第三者に依頼して同行為をすることも認められておりません．